AF610013

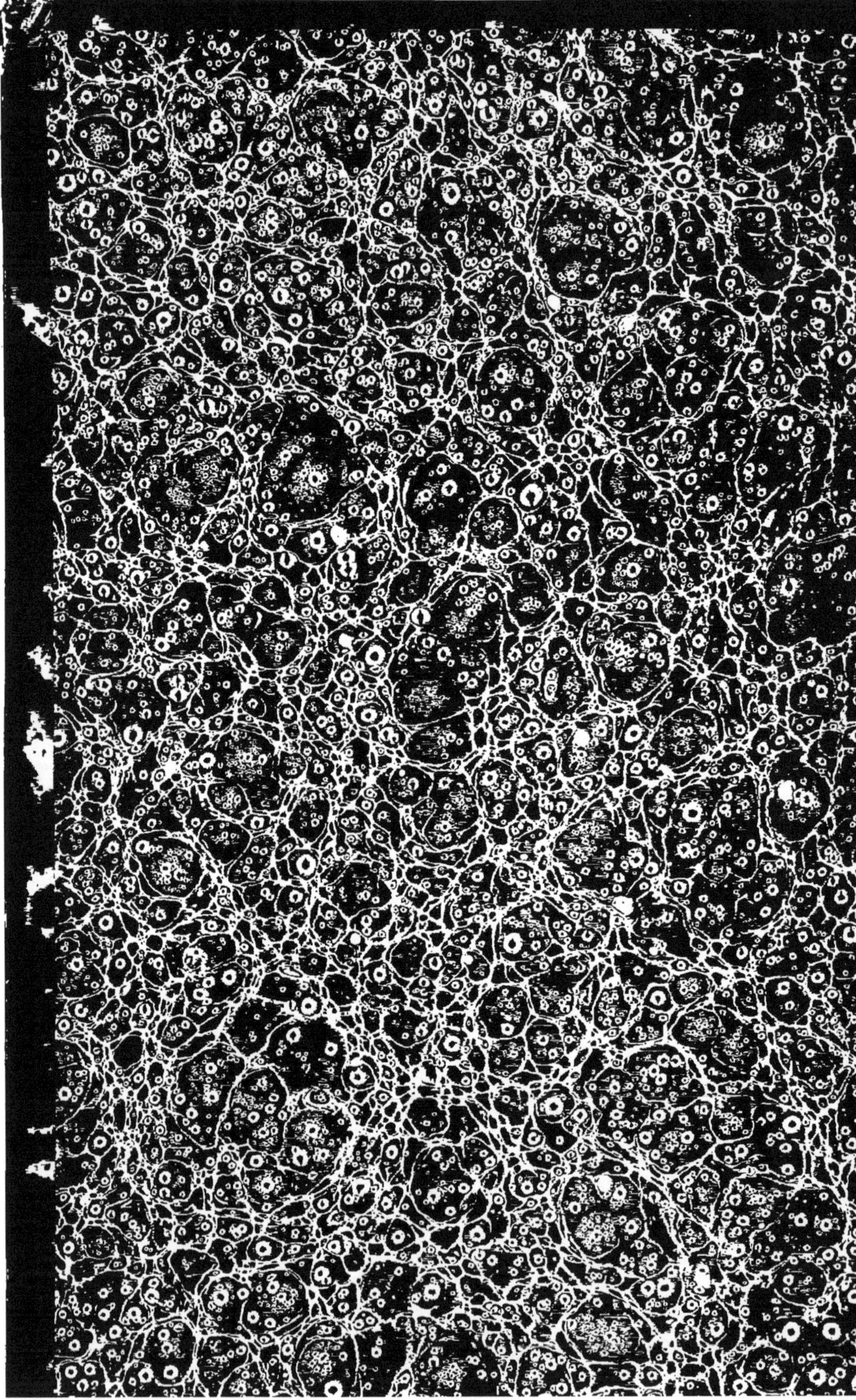

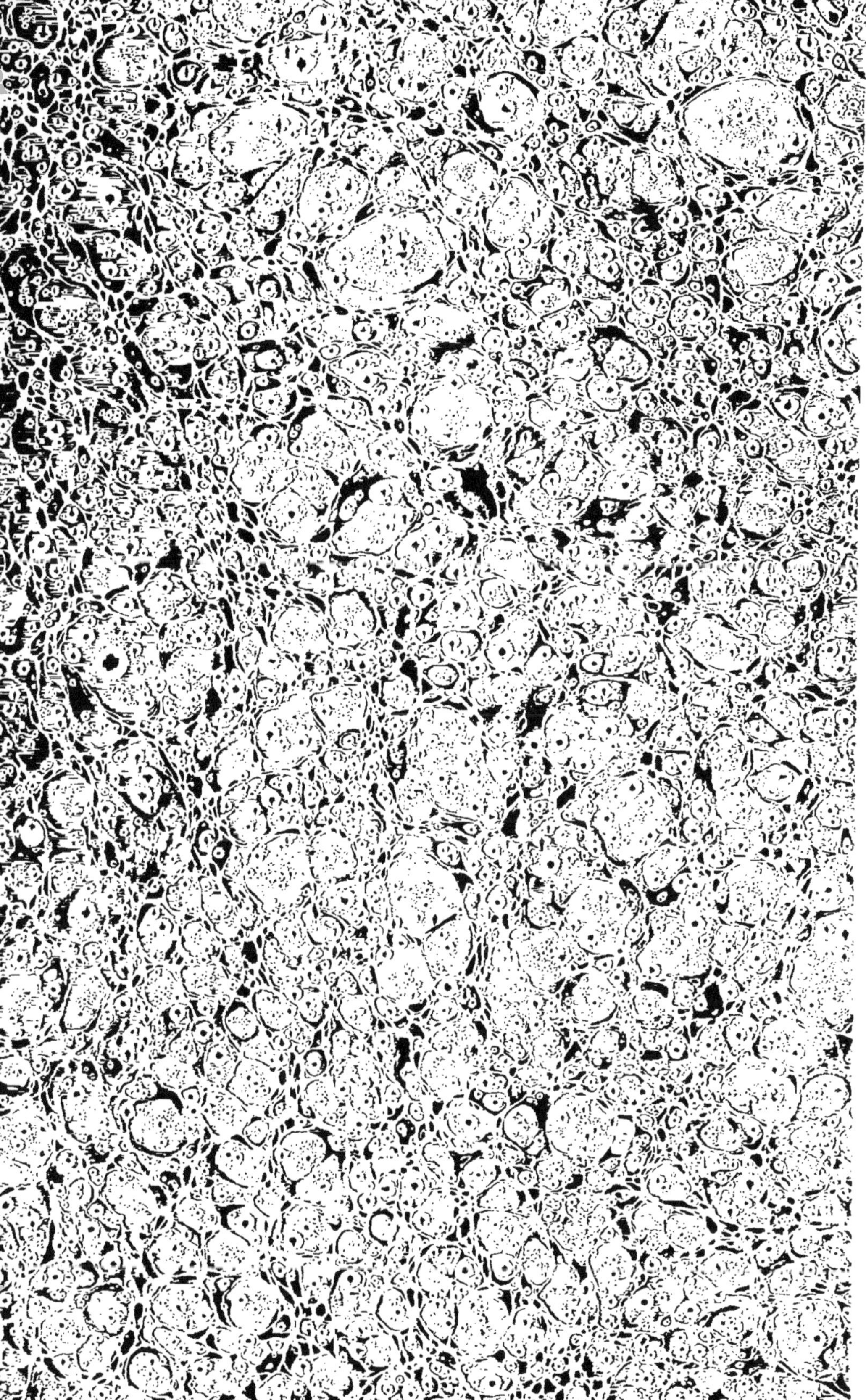

ÉLÉMENTS

DE

MORPHOLOGIE HUMAINE.

Physionomie de Relation.
Localisation physionomique des plis faciaux représentatifs des différents actes de Relation;

Physionomie naturelle. Genèse des formes; Loi d'ordre universel;

Physionomie anormale. Appréciation dés Lois, des Théories, et des faits, relatifs à la Genèse des organes;

POUR SERVIR A L'ÉTUDE DES RACES,

PAR

J.-E. CORNAY (de Rochefort),

Docteur en médecine de la Faculté de Paris, Membre correspondant de la Société des sciences de Rochefort, de la Société des sciences naturelles de la Charente-Inférieure, Membre de la Société ethnologique de Paris, etc., etc.

PARIS,

LABÉ, LIBRAIRE DE LA FACULTÉ DE MÉDECINE,

Place de l'École-de-Médecine, 4.

1850

ÉLÉMENTS

DE

MORPHOLOGIE HUMAINE.

ÉLÉMENTS

DE

MORPHOLOGIE HUMAINE.

PREMIÈRE PARTIE,

PHYSIONOMIE DE RELATION.

Localisation physionomique des Plis faciaux représentatifs des différents actes de relation,

POUR SERVIR A L'ÉTUDE DES RACES.

PAR

J.-E. CORNAY (de Rochefort),

Docteur en médecine de la Faculté de Paris, Membre correspondant de la Société des sciences de Rochefort, de la Société des sciences naturelles de la Charente-Inférieure, Membre de la Société ethnologique de Paris, etc., etc.

PARIS,

GIDE ET Cie, LIBRAIRES-ÉDITEURS,

Rue des Petits-Augustins, 5.

LABÉ, LIBRAIRE DE LA FACULTÉ DE MÉDECINE,

Place de l'École-de-Médecine. 4.

Le 29 Juillet 1847.

GÉNÉRALITÉS.

Quelques-uns des livres qu'on a publiés sur la physionomie, renferment des observations physiologiques si judicieuses qu'ils ont un mérite véritable ; mais jusqu'à présent on a fait sur ce sujet des ouvrages à l'usage des gens du monde, et les auteurs ont disserté avant d'avoir posé les bases de cette science sur l'anatomie et la physiologie ; aussi lisez tous leurs écrits et vous n'en conclurez rien.

Cependant on retrouve beaucoup de vérités dans l'ouvrage de Lavater, qui a eu l'inutile patience d'analyser avec des éléments d'étude mauvais, les portraits très-infidèles des hommes célèbres des temps écoulés ; ainsi n'a-t-il pas traité de l'archéologie physionomique. Lavater, n'étant point anatomiste, ne pouvait mieux faire, d'autant plus qu'il était sous l'influence d'une imagination assez puissante et d'une sorte d'esprit de secte dont les véritables savants devraient toujours se débarrasser, car on ne doit jamais accepter telle ou telle doctrine d'une manière définitive. Ne sommes-nous pas encore dans la période d'étude des sociétés, puisque la science n'est pas constituée; enregistrons donc toutes les idées, toutes les théories, même celles qui peuvent blesser notre éducation; peu à peu la vérité se fera jour par l'expérimentation.

Maintenant nous ne pouvons pas demeurer dans le vague et nous contenter de discourir, à l'exemple de Lavater, sur la beauté et la laideur, sur le vice et la vertu, sur le génie et l'imbécillité, non! si la face est réellement soumise aux phénomènes cérébraux; si c'est par elle que nous les exprimons; si le muscle reçoit son fluide nerveux du nerf, le nerf du cerveau; si ce dernier est l'intermédiaire nerveux entre les organismes intérieurs et les êtres extérieurs; si, dis-je, tout ce jeu, prouvé par les vivisections aboutit aux muscles externes, pourquoi ne pas chercher à déchiffrer complètement l'écriture physionomique dont chaque lettre peut être localisée?

L'étude de la physionomie n'est point secondaire; elle

rentre, comme la phrénologie, dans le grand et noble travail sur les races humaines, que l'on doit appeler *généagnosie* ou *science des races.*

Ainsi, aidé des travaux de Porta, de Camper, de Lebrun de Lavater, de Bichat, de Moreau, etc., de ceux des physiologistes de nos jours et de nos propres matériaux, nous espérons pouvoir formuler la physiologie de la face.

Quant à nous, nous considérons la méthode descriptive si bien appliquée à l'anatomie par Bichat, comme devant nous servir à classer nos matériaux, et ce sera par l'observation suivie de l'expérimentation, ainsi que par la classification et la localisation, que nous procèderons.

Nos études nous ont porté à diviser les physionomies en trois groupes distincts, savoir :

Les physionomies naturelles ou *de races ;*

Les physionomies d'impulsions ou *de relations ;*

Les physionomies anormales ou *accidentelles.*

Nous allons décrire immédiatement ces trois groupes de physionomies, afin de faire saisir l'ensemble de nos idées :

1° Si un observateur veut bien comprendre *la physionomie naturelle*, il doit consulter la face, le crâne et la superficie du corps au repos, et se représenter le sujet qu'il examine comme dégagé des fronces, des rides et des altérations qu'il pourrait avoir. C'est seulement sur la forme du crâne, du front, du nez, de la bouche, du menton, du cou, des yeux, des pommettes, des joues, de l'angle de la mâchoire inférieure, des oreilles, ainsi que sur la nature et la disposition des poils et des cheveux que doit porter son investigation, l'inspection de toutes les parties dont le repos lui fournira la physionomie naturelle ou de race.

Les physionomies naturelles sont celles des diverses races ; on retrouve dans chaque race des genres, des sous-genres, des espèces et des variétés.

Il existe en outre les espèce métises, qui résultent des différents mélanges, dont l'étude peut constituer un travail spécial, et que nous pouvons constater tous les jours chez les peuples civilisés qui sont eux-mêmes de races mêlées, et dont les animaux domestiques sont aussi de races mêlées. Le croisement des races peut être prouvé mathématiquement, c'est-à-dire par des chiffres exacts. Les croisements du blanc et du nègre, et de leurs métis, est pour nous un des premiers types de cette étude.

2° *Dans la physionomie de relation,* ce sont les fronces ou plis fugitifs et mobiles, et les rides ou plis fixes qui correspondent à ces premiers que l'on doit spécialement étudier, puisque ce sont eux qui la constituent. En effet, le Caucasien, le Mongol, l'Éthiopien, etc., bien qu'ayant des physionomies naturelles différentes, ont toujours les mêmes fronces et les mêmes rides à la face, lorsqu'ils éprouvent des impulsions semblables, cependant avec des variétés dans ces plis, si les parties où ils se forment sont plus ou moins déprimées; ainsi les caractères donnés à la face par les fronces ou plis momentanés, et par les rides ou plis fixes, produisent les physionomies d'impulsions ou de relations : tout sujet peut exécuter une série de fronces qui lui servent au besoin à caractériser sa physionomie naturelle. Les gestes sont aussi des moyens de relation, ainsi que les sons vocaux.

3° *La physionomie anormale ou accidentelle*, au contraire, est le résultat de modifications causées par des maladies aiguës ou chroniques, et par des altérations telles que le relâchement de la peau, la prédominance d'un organe, la paralysie, les vices de conformation, etc., l'amaigrissement, la bouffissure, les taches, les colorations anormales, les affections dartreuses et pustuleuses, les envies, les tannes, les tumeurs, les cicatrices, les maladies des yeux, l'absence de quelques parties, les ulcérations, etc., etc.

Le groupe des physionomies anormales est donc pathologique et non physiologique comme les deux premiers, et cette division était nécessaire afin que nous puissions classer les connaissances scientifiques, de même que pour faire comprendre notre but, qui est d'insister dans ce travail, spécialement sur la physionomie de relation; et en procédant dans son étude par l'observation, l'expérimentation, la localisation et la classification, nous constituerons une science qui prendra place parmi les plus positives.

Quant à la forme en elle-même, elle est naturelle ou artificielle.

La forme naturelle est celle des corps simples et composés, des végétaux et des animaux.

La forme artificielle, au contraire, est donnée par l'homme à la matière d'après les principes étudiés de la forme naturelle, par les procédés du dessin et de la peinture, de la sculpture et de l'architecture, et par d'autres sous-procédés bien connus; elle est aussi donnée par l'homme aux corps chimiques, aux végétaux et aux animaux par les procédés de la direction, de l'éducation, etc.

La forme naturelle doit seule nous occuper : *elle se divise en forme matériale, forme végétale et forme animale;* ces trois genres de formes se subdivisent, et l'on trouve dans chaque subdivision les formes *de races ou de genres.*

Ainsi, l'on voit que l'on retombe ici dans l'étude des races et des genres, pour étudier la forme. L'étude de la forme naturelle et l'étude des races et des genres se soutiennent l'une par l'autre, et l'on ne pourra jamais prendre connaissance des races et des genres sans étudier *la forme* dans chaque race et dans chaque genre, car c'est la forme qui les caractérise, et comme cette dernière est *externe ou périphérique, et interne ou organique,* il en résulte que c'est par l'anatomie et la physiologie que l'on peut la connaître.

La forme périphérique se divise en physionomie naturelle et en physionomie de relation.

On a dit que les êtres étaient modifiés par le climat et certains agents; oui, l'élévation, la température, l'humidité, la sécheresse, les aliments, l'hygiène, etc., agissent sur la forme, mais c'est une action secondaire et tout artificielle, *cela ne peut pas faire varier la race plus que le croisement*. La race primitive se fait toujours sentir et le croisement ne donne jamais que des métis.

Les mêmes lois président à la forme des corps simples et des corps composés, des végétaux et des animaux, et ces lois régissent des fluides moteurs analogues, si non identiques. Les *formes végétale et animale sont produites par un fluide qui est une variété de celui qui donne la forme au cristal.*

Une série de doses ou de quantités établit le principe de la variété de la forme dans l'ordre, dans la famille, dans le genre, dans l'espèce.

Mais il faut bien comprendre que l'étude de la forme ou de la physionomie des régions et des organes, fait partie de l'anatomie. Qu'est-ce que la physionomie d'un organe, si ce n'est sa forme originale et naturelle ? s'il rentre en exercice il prend une physionomie nouvelle que nous nommons physionomie de relation, de même que lorsqu'il est pris de maladie ou qu'il lui arrive un accident, il a alors une physionomie anormale, c'est-à-dire pathologique.

L'anatomie est la dissection des organes ou des régions et la description *de la forme*, de la position, de la nature intime, du nombre de ces mêmes organes et de ces mêmes régions.

La physiologie, au contraire, est l'étude des phénomènes organiques, des impulsions cérébrales et du jeu de tous les organismes.

On perfectionne la physiologie par l'observation et par l'expérimentation. La science de la forme animale ou de la physionomie, que nous appelons morphologie, rentre donc dans la physiologie, puisqu'il n'y a pas de forme et de physionomie animale sans existence d'organe.

Nous rejetons le mot de physiognomonie, de Lavater, qu'il employa dans un but nullement physiologique, pour ériger un art sur des éléments scientifiques sans ordre et souvent imaginaires; ainsi l'expression de physiognomonie sera rejetée de notre travail.

Le mot de morphologie vient du grec μορφή (forme) et λογος (discours), que nous traduisons science de la forme, science de la physionomie.

Nous divisons la morphologie générale en trois principales morphologies : *la matériale*, *la végétale* et *l'animale* qui comprend *la morphologie humaine*. La matériale s'occupe de la physionomie des corps, la végétale de celle des végétaux, l'animale de celle des animaux et de l'homme. La morphologie humaine nous occupera spécialement dans cet écrit, et nous la constituerons par la méthode physiologique de l'observation, fécondée par une interprétation nouvelle des faits peu connus, en nous appuyant, quand il le faudra, sur des expériences positives.

ÉLÉMENTS

DE

MORPHOLOGIE HUMAINE.

PREMIÈRE PARTIE,

PHYSIONOMIE DE RELATION.

Localisation physionomique des plis faciaux représentatifs des différents actes de relation,

POUR SERVIR A L'ÉTUDE DES RACES.

« L'adhérence des muscles faciaux à la peau, surtout autour des yeux, des lèvres, etc., adhérence qui fait qu'ils ne peuvent agir sans lui communiquer leurs mouvements est la cause principale des traits qu'ils y sillonnent. »

BICHAT, *Anat. descript.*, t. II, p. 62; 1820

Résumé anatomique sur la peau,

La peau, *corium, cutis, pellis* des Latins, δέρμα des Grecs, membrane flexible, extensible, résistante, se continuant avec les muqueuses, aux yeux, au nez, à la bouche, etc., exposée au contact de l'air, parsemée d'un grand nombre de papilles, d'orifices absorbants et exhalants, et d'une infinité de sillons et de plis, constitue l'enveloppe générale du corps.

Dans certaines régions, elle offre des poils qui protégent et ornent sa surface; elle présente aussi une multitude de pores excréteurs des follicules sébacées.

Sa couleur n'est pas la même dans les différentes races humaines, car elle est blanche, cuivrée, rouge ou noire, etc.

Les hommes adultes ont la peau moins belle que les enfants, et surtout que les femmes qui l'ont ordinairement d'une finesse extrême et d'une blancheur veloutée très-remarquable que l'on compare à celle du lait, tandis que dans la vieillesse elle est sèche et calleuse.

Sa surface interne est unie aux parties qu'elle recouvre par un tissu cellulaire, dont la nature et la disposition varient suivant les régions. L'adhérence de la peau aux organes sous-jacents varie également ; elle est assez faible au cou, au tronc, aux membres ; elle a, au contraire, des points d'attache fixes aux muscles du front, des sourcils, des lèvres, des paupières, disposition qui rend la dissection des muscles de la face assez difficile.

La peau est formée de trois couches particulières :

1° Le derme ou peau proprement dite est la couche la plus épaisse et la plus profonde à laquelle on a donné le nom de cuir, nom qui, dans le langage ordinaire, est réservé à la peau du crâne, que l'on appelle cuir chevelu ; le derme est une membrane plus ou moins dense, composée de fibres entrelacées et arrangées de manière à imiter un feutre.

Chaptal le regarde comme composé de gélatine et d'un peu de fibrine, tandis que, suivant Thomson, il ne serait que de la gélatine modifiée. Distillé, il se comporte comme les matières azotées, il se gonfle dans l'eau bouillante, et finit par se dissoudre en grande partie ; le solutum se prend en gelée par le refroidissement, les acides et les alcalis faibles le ramollissent, le gonflent, le rendent presque transparent et le dissolvent en partie. L'eau froide finit par agir sur lui presque de la même manière ; il est insoluble dans l'alcool, les éthers et les huiles. (M. Orfila. *Éléments de Chimie,* t. 3, page 468, éd. 1836.)

Le derme de la face est excessivement mince, tandis que celui du crâne est très-épais ; il en est de même de la partie antérieure comparativement à la partie postérieure du tronc.

2° Le corps muqueux ou tissu réticulaire de malpighi est la seconde couche de la peau ; placé entre le derme et l'épiderme, il paraît composé de quatre couches secondaires qui sont de dedans en dehors.

A. — (*Bourgeons sanguins,* Gaultier.) La première couche est essentiellement formée par les vaisseaux de la peau disposés en bourgeons qui surmontent les aspérités du derme, auquel ils sont peu adhérents, et qui, à la plante des pieds et à la paume des mains, sont rangés dans l'ordre des sillons papillaires.

B. — (*Couche albide profonde,* Gaultier.) La seconde couche repose sur les bourgeons sanguins et dans les intervalles du derme qui les sépare. Sa surface externe offre les mêmes saillies qu'on remarque sur l'épiderme.

C. — (*Gemmules*, Gaultier.) La troisième couche est chargée d'une matière colorante, brune chez le Nègre, blanche chez l'Européen. Elle semble composée d'une suite de petits corps convexes en dehors, et contigus entre eux ; leur nombre est égal à celui des bourgeons sanguins.

D. — (*Couche albide superficielle*, Gaultier.) La quatrième couche est blanche et d'une extrême ténuité; elle forme une enveloppe membraneuse générale, percée ainsi que les précédentes par les poils, et adhérente à l'épiderme. (M. J. Cloquet. *Dict. de Méd.*)

Le tissu réticulaire est le siége de la coloration qui existe souvent sur les joues.

Il paraît formé de mucus et peut-être de gélatine ; celui des nègres et des peuples de couleur brune contient probablement du carbone. (John. — M. Orfila.)

3° L'épiderme ou cuticule est la troisième couche de la peau ; c'est une membrane dense demi-transparente qui recouvre la surface externe du tissu réticulaire. L'épiderme est d'une épaisseur variable suivant les individus, et peut devenir excessivement calleux par le frottement, c'est lui qui constitue les cors, les durillons et les endurcissements que l'on caractérise par le nom de peau morte; dans son état physiologique, il est percé d'une infinité de trous pour le passage des poils, pour l'ouverture des vaisseaux exhalants et absorbants, et pour les pores des follicules sébacés.

Chaussier a eu raison de dire que l'épiderme croît et se reproduit par une excrétion du derme, en faisant l'effet d'un vernis sec qui empêche le contact immédiat des corps extérieurs sur les papilles nerveuses, et qui diminue les sensations tactiles, car aussitôt que l'épiderme est enlevé par une cause quelconque, on éprouve des sensations douloureuses.

L'épiderme semble formé par une grande quantité de petites écailles placées les unes au-dessous des autres; il est inaltérable à l'air, essentiellement hygrométrique, insoluble dans l'eau et dans l'alcool, fort peu soluble dans les acides sulfurique et chlorhydrique étendus, et complètement soluble dans les alcalis. Distillé, il fournit beaucoup de sesqui-carbonate d'ammoniaque. Vauquelin le regarde comme du mucus durci. Suivant Hatchett, il a beaucoup de rapport avec l'albumine coagulée. Chaptal le compare à la corne et à l'enduit de la soie. (M. Orfila.)

Les productions épidermiques ont reçu le nom de cheveux, de cils, de poils, d'ongles, suivant les parties qu'elles occupent; elles sont sécrétées par de petits appareils appelés bulbes et matrices, situés dans l'épaisseur de la peau ou du tissu cellulaire sous-cutané.

La peau dont je viens de donner la description est un organe extrêmement important et tout à la fois de protection et de parade, siége des sensations du toucher; elle sert aussi à l'exhalation et à l'absorbtion ; elle fournit à la physionomie d'impulsion les plis qui la constituent, et joue ainsi le plus grand rôle possible dans l'expression des actes de relation, et sa coloration est un caractère de race.

Lorsqu'elle a été pendant longtemps distendue par un excès de sang ou de sérosité, ses fibres se modifient ; elle devient épaisse suivant les circonstances, et elle forme alors des boursoufflures, des bouffissures, etc. Elle diminue aussi quelquefois d'épaisseur par des causes d'atrophie ; souvent encore elle prend une couleur étrangère et se couvre de taches. D'autres fois, elle est distendue par la graisse.

Elle paraît passive par elle-même et non susceptible de contraction ; cependant le froid la fait crisper, et fait naître à sa surface de légères éminences qui lui donnent l'aspect de peau de poule.

Dans certains endroits, comme au mamelon, elle est garnie d'un tissu particulier érectile, qui a la propriété de se durcir et de s'allonger.

Les parties de la peau qui éprouvent le plus d'altération sont : à la face, au cou, aux seins, au bas-ventre et aux mains.

Ce résumé donne une idée suffisante de la peau, et démontre qu'elle n'est pas susceptible de former des fronces et des rides par sa propre contractilité ; cette membrane ne peut présenter par elle-même que des tuméfactions, des boursoufflures et certains réseaux de plis dont nous parlerons dans le chapitre suivant, et que l'anatomiste ne doit pas confondre avec les plis de la physionomie de relation formés par les muscles.

Les cavités et les élévations de la peau.

Il faut bien connaître les cavités et les élévations de la peau pour éviter la fausse interprétation, car lorsque l'on examine un sujet, on est tout disposé à prendre une raie pour une ride, une gouttière pour un fronce, ainsi qu'une rayure pour un pli, et c'est bien différent, comme on va le voir par une description succincte.

Les lignes, les réseaux, les gouttières et les raies sont des cavités plus ou moins linéaires de la peau, tandis que les sillons, les fronces, les rides et les plis sont des élévations, cavités et élévations qu'il est important de ne pas confondre ensemble en morphologie, pas plus qu'avec les traits de la physionomie naturelle qui sont les linéaments fictifs des contours des différentes parties dans le repos.

Cavités. 1° Les *lignes*, sont des cavités de la peau qui ne présentent aucune largeur; plus ou moins longues et parallèles, elles sont situées à la paume des mains, aux pieds et au bout des doigts, entre les sillons dont elles suivent constamment les directions.

2° Les *réseaux*, formés par le relâchement de la peau, sont des entre-croisements de rayures en forme de filet, dont les mailles ont une largeur de quelques millimètres sur le dos de la main et sur le tronc, tandis qu'à la face et au cou, elles ont quelquefois une très-grande largeur chez les vieillards.

3° Les *gouttières*, sont des enfoncements de la peau qui

ont une largeur assez grande ; elles ont, dans tous les cas, beaucoup plus de longueur que de largeur ; elles contribuent à donner à la physionomie naturelle son expression, en produisant à côté des saillies des dépressions utiles.

On rencontre sur la face de l'homme les gouttières suivantes :

A. — La gouttière oculaire, qui s'étend obliquement de l'angle interne de l'œil sur la joue ;

B. — La gouttière géno-labiale, qui sépare la joue de la lèvre supérieure ;

C. — La gouttière labiale supérieure, située verticalement au-dessous du nez sur la lèvre supérieure ;

D. — La gouttière labiale externe, qui part de l'angle des lèvres pour circonscrire latéralement la lèvre inférieure ;

E. — La gouttière labiale inférieure, placée transversalement entre la lèvre inférieure et le menton ;

F. — La gouttière mentonnière coupe le menton sur la ligne médiane et forme la fossette du menton ;

G. — La gouttière sous-mentonnière limite transversalement le menton en bas, et se confond parfois sur la joue avec la gouttière génale ;

H. — La gouttière génale part du milieu de la joue à la partie latérale de l'angle des lèvres et de la fossette zygomatique, et se rend sur le côté du menton.

4° Les *raies*, sont des cavités linéaires fixes, c'est-à-dire qui persistent, malgré le relâchement des muscles; leur présence dans une région de la peau annonce la direction et le nombre de rides qui existeront bientôt, car elles sont situées entre ces dernières et les limitent sur les côtés, de sorte que, où il y aura une ride, il y a deux raies, etc.

La partie de la peau qui se trouve au fond de la raie n'est pas différente sous le rapport anatomique de la partie de peau qui constitue la ride; seulement l'épiderme diminue d'épaisseur à mesure que la raie est plus profonde, et prend quelquefois l'aspect de l'épiderme des membranes muqueuses.

Comme il existe autant d'espèces de raies que d'espèces de rides, ce serait un double emploi que de les décrire ici; on doit les considérer par régions et leur donner les mêmes noms. Ainsi, la nomenclature des raies est la même que celle des rides, et l'on dira raies verticales, raies horizontales, etc., etc.

Les raies sont très-utiles à connaitre en ce quelles sont les premières indices des rides.

Les *rayures*, sont des raies qui occupent l'intervalle des plis aux articulations et dans la paume de la main, où elles ont des dispositions spéciales. Les raies et les rayures sont produites par l'action musculaire.

Élévations. — 1° Les *sillons*, constitués par de légères saillies de la peau, très-longues et sans largeur, que l'on observe à la plante des pieds et à la paume des mains toujours parallèles, curvilignes au bout des doigts, s'embranchent quelquefois en serpentant au niveau des phalanges; dans la paume de la main, ils forment différents plans qui se réunissent à certains endroits par le sommet et les côtés de trois angles obtus, ce qui est très-curieux et probablement utile aux réactions des fluides nerveux.

Les sillons sont naturels, ineffaçables et sans doute chargés d'augmenter le frottement dans le toucher, afin de rendre les sensations plus fortes, formés par des rangées de papilles nerveuses; ils sont aussi garnis de bouches de vaisseaux exhalants.

2° Les *fronces*, sub. mas., sont des espèces de plis momentanés, mobiles et fugitifs de la peau, occasionnés par les impulsions passagères et par l'intermédiaire des muscles ; ils se montrent aux mêmes places des rides.

3° Les *rides* sont également formées par les contractions musculaires ; ce sont les fronces exagérés et devenus fixes qui les constituent. Une ride souvent très-prononcée occupe la joue, c'est la ride géno-labiale, et sa grosseur est en raison directe de celle de la boule de graisse qui existe dans cette partie.

4° Les *plis*, sont des espèces de rides qui se rencontrent aux articulations ; ils sont développés par les mouvements de flexion, ainsi qu'il est facile de le voir aux doigts et à la main. Ils sont naturels, réguliers ou embranchés ; il ne faut pas les confondre, eux qui sont des saillies, avec les rayures qui les séparent ou les limitent.

Cette description des cavités et des élévations de la peau

est suffisante pour faire comprendre les caractères distinctifs des rides et en faciliter l'appréciation.

Description anatomique des muscles de la face.

Les muscles sont des parties charnues sous-cutanées dont l'usage est de produire les mouvements de relation. *Comme leurs mouvements se font avec régularité chez l'homme et suivant les impulsions de relation qui se produisent dans le cerveau, ils plissent la peau de la face où ils ont des adhérences, suivant un ordre arrêté ; c'est ce que nous avons compris et ce qui nous a dévoilé la localisation des plis représentatifs des actes de relation,* car lorsqu'ils ont des contractions confuses et sans but, c'est qu'ils sont ou irrités eux-mêmes par des causes externes et passagères ou par un appareil nerveux malade, ce qui arrive dans les convulsions.

Cependant nous avons besoin de constater un fait avant de décrire les muscles, c'est leur propriété essentielle, la *contractilité* ; la contractilité n'est qu'un *phénomène organique* qui est propre aux tissus fibreux ; il n'y a rien dans ce phénomène qui puisse se rattacher aux impulsions cérébrales, car chez les animaux sans cerveau, l'on observe la contractilité ; chez certaines plantes on observe aussi la contractilité ; la contraction se produit dans les muscles aussi bien par l'action des fluides d'un corps étranger mis au contact, que par l'action des fluides nerveux transmis par les nerfs.

« L'irritabilité ou contractilité est, comme chacun sait, depuis Haller, la propriété exclusive au muscle de se contracter ou raccourcir avec effort, quand une excitation quelconque l'y détermine. » M. Flourens, préface de ses *Recherches expérimentales sur les fonctions du système nerveux*, pag. XII. D'après les expériences de M. Clément, de Vevey, communiquées à la Société vaudoise des sciences naturelles, il résulte que les plantes s'éthérisent aussi facilement que les animaux ; « que l'on prenne une branche de berberis vulgaris (vinetier commun), qu'on la place sous un verre à boire pendant une minute au plus quand c'est au soleil, et pendant trois minutes quand c'est à l'ombre, mais à la température d'au moins douze degrés Réaumur ; que l'on retire ensuite cette branche et que l'on essaie de faire mouvoir les étamines en les touchant à leur base, l'irritabilité aura entièrement disparu et elle ne reviendra dans le premier cas qu'après un assez grand laps de temps; dans le second cas, au contraire, la plante recouvre complètement son irritabilité primitive dans une demi-heure, et on peut l'éthériser de nouveau.

Pour éthériser une sensitive, mimosa pudica, il faut huit à dix minutes d'influence au soleil, et naturellement davantage à l'ombre.

L'insensibilité devient complète et disparaît complètement au bout de deux heures. »(*Abeille médicale*, page 213, 1847.) Voilà des preuves que la contractilité et la sensibilité sont des *phénomènes organiques* chez ces deux végétaux.

Maintenant décrivons les muscles de la face dont les contractions permanentes ou répétées finissent par rider la peau.

1° La *région frontale* comprend les muscles frontal, pyramidal et sourcilier.

A. —Le muscle *frontal*, mince, quadrilatère, recouvre l'os du front, ses fibres parallèles longues en dehors, de plus en plus courtes à la partie moyenne, naissent supérieurement à l'aponévrose épicranienne, descendent verticalement, et se terminent au-dessus de l'orbite en se continuant au-dessus du nez avec le pyramidal, en s'entrelaçant au milieu avec l'orbiculaire, en dehors avec ce dernier et le sourcilier.

Il existe un muscle à peu près semblable à la partie postérieure de la tête, que je ne décrirai pas, et qui se nomme occipital; il y a aussi une aponévrose entre ces deux muscles, qui recouvre la partie supérieure de la tête.

B. — Le muscle *pyramidal*, grêle, triangulaire, occupant le haut et le devant du nez, naît du frontal dont il est la continuation, confondu en dedans avec son semblable, uni en dehors au palpébral, en bas il se termine en pointe au tissu cellulaire qui recouvre le nez, parfois il se continue en dehors avec quelques fibres du dilatateur que je décrirai dans la région nasale; le pyramidal a aussi des fibres qui se fixent à l'os du nez.

C. — Le muscle *sourcilier*, court, mince, situé au-dessous du muscle frontal, recouvre l'arcade sourcilière; s'insère par des fibres souvent isolées en deux ou trois portions vers la bosse nasale, suit la direction et se termine à la moitié de l'arcade en confondant ses fibres avec celles du frontal et du palpébral.

2° La *région oculaire*, comprend les muscles palpébral et élévateur de la paupière supérieure.

D. — Le muscle *palpébral*, très-mince, orbiculaire, à fibres concentriques, laissant un espace pour l'ouverture des paupières, placé au-devant de l'orbite et occupant à peu près la moitié supérieure des côtés de la face. Ses fibres ont trois origines, la première en haut de l'apophyse nasale de l'os maxillaire supérieur et à l'apophyse orbitaire interne de l'os frontal; la seconde, inférieure au bord antérieur de la gouttière lacrymale et à la partie voisine de la base de l'orbite ; la troisième, moyenne, aux deux bords du petit tendon qui, fixé à l'apophyse nasale, se dirige transversalement en dehors vers l'angle interne des paupières où il se continue avec les cartilages de leurs bords ; le palpébral a aussi des fibres qui naissent sur l'aponévrose qui ferme la gouttière lacrymale.

Nées, de cette triple insertion, ses fibres recouvrent les paupières et viennent se terminer en dehors de l'angle externe des paupières à une ligne tendineuse transversale qui en part et qui est quelquefois assez sensible ; elles s'entrelacent en haut avec le pyramidal en dedans et avec le frontal en dehors. Souvent en bas quelques fibres se perdent dans le tissu cellulaire de la joue ou s'unissent au petit zygomatique et parfois à quelques fibres du peaussier.

Le palpébral est assez intimement lié à la peau par un tissu cellulaire qui ne contient jamais de graisse.

E. — Le muscle *élévateur de la paupière supérieure*, grêle, long, aplati et placé au haut de l'orbite en arrière du précédent, s'insère au fond de l'orbite en avant du trou optique à l'apophyse d'Ingrassias, par de courtes fibres aponévrotiques; il se porte horizontalement en avant, et dégénère en une aponévrose qui descend au cartilage tarse, s'y insère, se continue avec le ligament palpébral à la partie interne, et vient aussi se fixer à la partie externe des paupières.

3° La *région génale*, comprend les muscles élévateur de la lèvre supérieure, canin, grand zygomatique, petit zygomatique et buccinateur.

F.—Le muscle *élévateur de la lèvre supérieure*, mince, court, quadrilatère, s'insère à la partie inférieure et interne de l'orbite, dans l'espace de 25 millimètres, se dirige en dedans et en bas en se rétrécissant, s'unit en dedans à l'élévateur commun, en dehors au petit zygomatique, lorsqu'il existe, et se termine au labial avec lequel il s'entrelace.

G. — Le muscle *canin*, allongé, aplati, occupe la fosse canine de l'os maxillaire supérieur, où il naît par des fibres qui convergent en bas vers la commissure des lèvres, quelques-unes s'entrelacent avec le muscle labial, mais le plus grand nombre se continuent avec l'abaisseur de l'angle des lèvres.

H. — Le muscle *grand zygomatique*, allongé, grêle, arrondi, placé obliquement sur le côté de la face, s'insère en haut par de petites fibres aponévrotiques sur l'os de la pommette, descend en dedans et en bas à l'angle des lèvres où il s'unit au labial.

I. — Le muscle *petit zygomatique*, aplati, allongé, placé en dedans du précédent, n'existe pas toujours, naît en haut de l'os de la pommette ou du muscle palpébral, se dirige obliquement en dedans et en bas, et s'unit à l'élévateur de la lèvre supérieure ou au labial.

J. — Le muscle *buccinateur*, mince, large, aplati, quadrilatère, s'insère en arrière au ligament ptérigo maxillaire, en haut et en bas aux rebords alvéolaires; nées de ces trois insertions, ses fibres convergent les unes vers les autres jusqu'à l'angle des lèvres où elles concourent à former le labial; ce muscle est recouvert d'une grande quantité de graisse, qui constitue la boule graisseuse de la joue.

4° La *région géno-cervicale*, comprend le muscle peaussier ou thoraco-facial

K. — Le muscle *peaussier*, très-mince, excessivement large, quadrilatère, rétréci au milieu, est situé sur les côtés et le devant du cou et sur la partie latérale et inférieure de la face ; ses fibres, nées dans le tissu cellulaire de la peau de l'épaule et du haut de la poitrine au niveau du deltoïde et du grand pectoral, convergent sur la partie latérale du cou, se dirigent en dedans, se rapprochent de celles du muscle opposé à la hauteur du menton où elles se réunissent. En cet endroit il s'élargit, ses fibres internes se perdent à la peau, les moyennes se fixent à la base de l'os maxillaire inférieur ou se continuent avec les muscles abaisseur de la lèvre inférieure et abaisseur de l'angle des lèvres ; les postérieures concourent à former l'abaisseur de l'angle des lèvres, s'épanouissent sur la joue, et s'étendent chez certains sujets jusqu'au palpébral. Parfois un faisceau né du tissu cellulaire de la région parotidienne se dirige vers l'angle des lèvres.

5° La *région nasale*, comprend les muscles dilatateur du nez, élévateur commun de la lèvre et du nez, et abaisseur du nez.

L. — Le muscle *dilateur du nez*, appelé aussi *triangulaire* et *transversal*, mince, aplati, triangulaire, naît par une insertion aponévrotique assez étroite à la fosse canine ; ses fibres se portent les inférieures transversalement en avant, les supérieures plus longues, vers le haut, et dégénèrent en un tissu cellulaire dense qui recouvre le nez; ce muscle s'unit en dedans à celui du côté opposé et en haut avec le pyramidal.

M. — Le muscle *élévateur commun de la lèvre et du*

nez, mince, triangulaire, situé sur le côté du nez, s'insère en haut de l'apophyse nasale de l'os maxillaire supérieur, au-dessous du tendon du palpébral, descend obliquement en bas, s'épanouit et se fixe à l'aile du nez, puis à la lèvre supérieure; en bas il est uni à la peau d'une manière intime.

N. — Le muscle *abaisseur du nez*, petit faisceau assez irrégulier, se continue avec l'élévateur commun dont il semble une division. Situé au-dessous du nez, derrière la lèvre supérieure, il s'insère près de l'épine nasale antérieure, se dirige verticalement, s'élargit et se fixe à la partie postérieure de l'aile du nez.

6° La *région labiale*, comprend le muscle labial.

O. — Le muscle *labial*, orbiculaire, aplati, transversal, ouvert pour l'entrée de la bouche, placé sous la peau à laquelle il est adhérent, est formé, à sa circonférence, de fibres communes qui résultent de ses fibres externes entrecroisées avec celles des muscles des régions nasale, génale et mentonnière, et au centre de fibres propres, concentriques du côté de l'ouverture des lèvres, divisées en deux portions qui se réunissent à chaque commissure et dont la supérieure est plus large.

7° La *région mentonnière*, comprend les muscles abaisseur de l'angle des lèvres, abaisseur de la lèvre inférieure, et releveur du menton.

P. — Le muscle *abaisseur de l'angle des lèvres*, mince, aplati, triangulaire, adhérent à la peau, placé sous l'angle

des lèvres, sur le côté du menton, s'insère en bas, au rebord de la mâchoire inférieure, par de courtes aponévroses d'où naissent les fibres charnues qui se dirigent en haut ; les antérieures, d'avant en arrière ; les postérieures, d'arrière en avant, vers la commissure des lèvres ; les unes s'entrelacent en partie avec le labial, et les autres se continuent avec le muscle canin, et semblent faire avec ce dernier un seul muscle ; plusieurs de ses fibres sont la continuation de celles du peaussier.

Q.— Le muscle *abaisseur de la lèvre inférieure*, mince, aplati, carré, situé dans la lèvre inférieure, en dedans de l'abaisseur de l'angle des lèvres, s'insère au rebord du maxillaire inférieur avec le précédent. Ses fibres, dont quelques-unes viennent du peaussier, sont parallèles, forment un faisceau assez large, se dirigent en haut et en dedans, où elles se réunissent avec celles de son semblable et avec celles du labial.

R. — Le muscle *releveur du menton*, petit, épais, situé dans l'intervalle triangulaire laissé par les deux abaisseurs de la lèvre inférieure, s'insère, par un petit tendon, à côté de la symphyse du menton ; ses fibres divergent, s'épanouissent en se fixant intimement à la peau ; la fossette du menton est produite par l'écartement des deux muscles releveurs du menton.

8° La *région auriculaire*, comprend les muscles auriculaire antérieur, auriculaire supérieur et auriculaire postérieur.

S. — Le muscle *auriculaire antérieur*, très-mince, aplati, triangulaire, placé au-devant de l'oreille, naît de la partie externe de l'aponévrose épicranienne près le frontal, mais d'une manière variable; de là, ses fibres d'abord écartées se rapprochent, se confondent en haut avec le muscle auriculaire supérieur, se dirigent obliquement en arrière et se fixent au-devant de l'hélix.

T. — Le muscle *auriculaire supérieur*, très-mince, aplati, triangulaire, situé sur la tempe au-dessus de l'oreille, naît de la partie externe de l'aponévrose épicranienne, dans l'étendue d'environ 28 millimètres. Ses fibres convergent vers la partie supérieure de la conque où elles s'insèrent.

U. — Le muscle *auriculaire postérieur*, petit faisceau irrégulier, souvent divisé en deux ou trois portions très-distinctes, situé derrière l'oreille où il est attaché à l'apophyse mastoïde et à la partie postérieure de la conque, dans une position horizontale.

Remarque. La nature même de ce travail demandait que les détails anatomiques sur les muscles fussent courts et exacts; nous les avons décrits par région, et nous continuerons ce système de description par région, pour leur action sur la peau de la face, et, pour l'anatomie des rides faciales. C'est en introduisant cet ordre dans nos recherches que nous sommes parvenu aux résultats les plus remarquables de localisation.

Action des muscles faciaux sur la peau.

Sans entrer dans de grands détails, nous allons vérifier les trois propositions suivantes, savoir :

1° *Y a-t-il adhérence plus ou moins intime des muscles faciaux à la peau de la face?*

2° *Les muscles reçoivent-ils leurs mouvements par les nerfs?*

3° *Les mouvements des muscles, lorsqu'ils sont régularisés pour un but, sont-ils subordonnés aux impulsions cérébrales par l'intermédiaire des nerfs?*

La première proposition est prouvée par le scalpel, et Bichat lui-même s'est chargé d'y répondre par cette phrase : « L'adhérence des muscles faciaux à la peau, surtout autour des yeux, des lèvres, etc., adhérence qui fait qu'ils ne peuvent agir sans lui communiquer leurs mouvements, est la cause principale des traits qu'ils y sillonnent. » (*Anat. descrip.*, tome 2, page 62, éd. 1829.)

La seconde proposition a été résolue par Charles Bell, et voici ce que dit à ce sujet M. Flourens, le savant secrétaire de l'Académie des sciences, page 15 de ses *Recherches expérimentales sur les propriétés et les fonctions du système nerveux dans les animaux vertébrés,* sec. édit. : « J'ai répété les expériences de M. Bell, et je les ai répétées avec une modification que mes vues particulières me suggéraient.

» J'ai commencé par mettre à nu le renflement postérieur de la moelle épinière sur un chien, puis pinçant séparément les racines antérieures ou les racines postérieures, je provoquais séparément ou des contractions dans les muscles des jambes de derrière, ou des douleurs. »

Au reste, tous les physiologistes connaissent l'action galvanique sur les muscles par l'intermédiaire des nerfs.

La troisième proposition, la plus importante, en cela qu'elle embrasse les deux premières, est, suivant nous, complètement prouvée par les vivisections intelligentes de M. le professeur Flourens. En effet, lorsqu'il coupe seulement le cervelet, il voit les mouvements n'être plus réguliers, et les phénomènes de l'intelligence se continuer parfaitement; tandis que lorsqu'il enlève les lobes cérébraux, en conservant le cervelet, l'animal a des mouvements coordonnés, mais il faut le pousser pour lui faire exécuter, puis il reste immobile; il est évident qu'il n'a plus l'intelligence du mouvement, ni aucune autre intelligence.

Or, ce n'est point de la moelle épinière, ni des nerfs, ni de la moelle allongée, ni du cervelet, d'où partent les impulsions de relation. Cette expérience prouve bien qu'elles viennent des lobes cérébraux, puisqu'en enlevant ces lobes on ne rencontre plus chez l'animal aucune trace des impulsions de relation, qui sont des actes d'intelligence; et la preuve positive de l'unité de but, *c'est-à-dire les relations,* de l'appareil formé par les nerfs, la moelle épinière, la moëlle allongée, le cervelet et le cerveau, est donnée encore, suivant nous, par M. Flourens, au moyen de la section transversale d'un point de la moelle allongée ; et, sans reproduire le détail des expériences que l'on peut lire dans son bel ouvrage sur les fonctions du système nerveux, nous allons citer plusieurs de ses réflexions qui sont capitales, et qui font ressortir la vérité de notre troisième proposition :

1° « Des expériences précédentes sur les oiseaux, dit M. Flourens, j'ai conclu que l'excitation des contractions musculaires dépendait immédiatement du nerf ; la liaison de ces contractions en mouvements d'ensemble, de la moelle épinière ; la coordination de ces mouvements en saut, vol, marche et station, du cervelet ; et la volition de ces mouvements, des lobes cérébraux. » (p. 50.)

2° « Enfin qu'il y a, dans le système nerveux, un point placé entre la moelle épinière et l'encéphale, à peu près comme le collet des végétaux l'est entre la tige et la racine ; point auquel doivent arriver les impressions pour être perçues ; duquel doivent partir les ordres de la volonté pour être exécutés ; auquel il suffit que les parties soient attachées pour vivre ; dont il suffit qu'elles soient détachées pour mourir : point qui, conséquemment, constitue le foyer central, le lien commun, et, comme M. de Lamarck l'a si heureusement dit du collet dans les végétaux, le nœud vital de ce système. » (p. 213.)

3° « C'est à ce *point*, placé dans la moelle allongée, qu'il faut que toutes les autres parties du système nerveux tiennent pour que leurs fonctions *s'exercent*. Le principe de l'exercice de l'action nerveuse remonte donc des nerfs à la moelle épinière et de la moelle épinière à ce point ; et, passé ce point, il rétrograde des parties antérieures de l'encéphale aux postérieures, et des postérieures à ce *point* encore. » (p. 243.)

4° « La limite du *point central et premier moteur* du système nerveux se trouve donc immédiatement au-dessus de l'origine de la huitième paire, et sa limite inférieure, trois lignes à peu près au-dessous de cette origine....., l'étendue particulière de ce point variant comme varie l'étendue totale de l'encéphale ; mais en définitive, c'est toujours d'un point, et d'un point unique, et d'un point qui a quelques lignes à peine, que la respiration, l'exercice de l'action nerveuse, l'unité de cette action, la vie entière de l'animal, en un mot dépendent. » (page 204.)

Ces quatre reflexions de M. Fourens, prouvent largement notre troisième proposition.

Nous concluons donc que la peau de la face reçoit son jeu par l'intermédiaire des muscles, des impulsions de relation qui viennent du cerveau, que les fronces ou les rides sont les traits représentatifs localisés des différents actes des relations produits par ces mêmes impulsions cérébrales de relation.

Maintenant que nous avons démontré que le cerveau seul dirigeait les mouvemeuts musculaires, nous allons décrire *l'action musculaire localisée*, c'est-à-dire l'action

des différents muscles sur des points de la peau de la face qui les recouvrent.

1° *Région frontale.* Le muscle frontal agit en sens opposé du muscle occipital qui est situé à la partie postérieure de la tête; ensemble ils tendent l'aponevrose cranienne qui fournit un point d'appui aux muscles des oreilles.

Le muscle occipital tire la peau du crâne en arrière; au contraire, le muscle frontal dans sa contraction isolée, ramène en avant une partie des téguments du crâne, si toutefois il prend son point d'appui au bas du front, tandis qu'il élève les téguments inférieurs du front, lorsque son point d'appui est placé à l'aponévrose cranienne.

Le muscle *frontal* plisse la peau du front transversalement en haut et en dehors; il étale le muscle palpébral qu'il entraîne par sa contraction, et l'élargit dans ce mouvement la région oculaire; il entre dans l'expression mobile de la face sur laquelle il marque peu à peu les *rides horizontales* et les *rides demi-circulaires*; il est antagoniste sous ce point de vue du sourcilier qui plisse la peau du front perpendiculairement au-dessus du nez, vers la bosse nasale, et qui produit les *rides verticales* qui sont quelquefois un peu obliques en dehors.

Lorsque le frontal se contracte, à la partie moyenne du front, en prenant point d'appui à l'aponévrose cranienne, conjointement avec le sourcilier, il forme avec ce dernier un bouquet de plis que nous nommons les *rides vertico-horizontales*.

Si le muscle pyramidal se contracte seul en prenant son point d'appui sur l'os du nez, il plisse la peau transversalement dans sa contraction, il fait naître les *rides habénales*.

2° *Région oculaire* : le muscle *palpébral* est chargé de fermer l'œil, et de varier suivant la nécessité les dimensions de l'ouverture des paupières ; il a deux points d'appui : l'un à l'angle interne au petit tendon palpébral, l'autre à l'angle externe de la paupière, un troisième à l'insertion interne du sourcilier, et enfin un quatrième à l'insertion externe du sourcilier.

Lorsqu'il se contracte en prenant point d'appui en dedans, il forme à la paupière inférieure, près de l'angle interne les *rides pénales* ; s'il s'appuie en dehors, il fait naître les rides *palpébrales inférieures*, les *rides jugales* avec les zygomatiques et avec l'élévateur de la paupière supérieure les rides *palpébrales supérieures*.

Le palpébral en prenant son appui à l'insertion externe du sourcilier, donne naissance aux *rides sympathiques*, conjointement avec l'élévateur de la paupière supérieure.

Quand c'est vers l'insertion interne du sourcilier qu'il se contracte, il forme alors la *ride sourcilière*.

Le palpébral élève la paupière inférieure et laisse la

paupière supérieure dans l'immobilité; il est entraîné en haut par le muscle frontal qui fait prendre au sourcil, dans certains cas la forme d'un V renversé Λ.

Le muscle *élévateur de la paupière supérieure* a pour devoir d'ouvrir l'œil en élevant la paupière supérieure, car la paupière inférieure reste inactive par sa contraction; il *plisse la peau* au-dessus de l'œil et la cache sous le rebord orbitaire; c'est l'alternative de sa contraction et de son relâchement qui constitue le clignotement; il forme les *rides palpébrales supérieures*, conjointement avec le muscle palpébral.

3° *Région génale*. Les muscles *élévateur de la lèvre supérieure*, *canin*, grand, petit *zygomatique* et *buccinateur*, qui occupent cette région ont une action commune; ils portent la partie interne de la joue et la lèvre supérieure en haut et en dehors vers l'os de la pommette; alors la masse graisseuse qui les recouvre forme une énorme saillie demi-circulaire à convexité externe, commençant en haut entre l'œil et le nez, se terminant en bas sur le côté du menton, et sur laquelle on remarque plusieurs rides chez certains sujets.

Ces muscles donnent toute l'expression à la joue en ce qu'ils relèvent plus ou moins la lèvre, suivant la nécessité; ils sont antagonistes du muscle labial qui tend à rétrécir la bouche.

Le *canin et élévateur propre de la lèvre supérieure*, agissent quelquefois sans les muscles zygomatiques et buccinateur, et simultanément avec l'élévateur commun de la lèvre et du nez. Dans le mouvement de défense, ce sont ces muscles qui, en élevant la lèvre supérieure, laissent voir chez le chien la dent canine. Ils produisent la *ride géno-labiale*. Tous ces muscles concourent à former la gouttière géno-labiale située entre la joue et la lèvre supérieure; leur relâchement suffit pour le retour de la lèvre à sa place naturelle.

Les muscles *zygomatiques* forment par leur contraction isolée plusieurs plis de la patte d'oie externe que je nomme *rides jugales*. Les contractions simultanées des zygomatiques et du buccinateur donnent naissance aux *rides génales*.

4° *Région géno-cervicale.* Le muscle *peaussier* paraît avoir quatre points de contraction.

Lorsqu'il prend son point fixe sur le haut de la poitrine et de l'épaule, il tire la peau de la joue en dehors et en bas; il agit ainsi dans l'ambition, en déprimant les traits. Ses fibres qui s'insèrent à la région parotidienne épanouissent faiblement la face dans la gaîté.

S'il prend son point d'appui sur la joue, il ride les téguments de la joue et du cou obliquement d'arrière en avant et de haut en bas. Son action est peu visible; cependant il fait naître sur la joue les *rides en feston*, et sur le cou les *rides cervicales*.

Quand c'est au-dessous du menton que s'établit son point fixe, il forme les *rides en fanon*.

5° *Région nasale.* Le muscle *dilatateur du nez* a un double mouvement : par la contraction de ses fibres supérieures, il plisse longitudinalement la peau sur le dos et les côtés du nez, et forme les *rides nasales*, tandis que ses fibres inférieures dilatent l'ouverture des narines, et ce dernier mouvement est complètement isolé du premier.

L'élévateur commun de la lèvre et du nez élève la lèvre verticalement ainsi que l'aile du nez.

L'abaisseur du nez au contraire entraîne l'aile du nez en bas et en dedans, et produit par sa contraction permanente ce qu'on appelle nez serré. Il concourt à former les *rides rayonnées supérieures.*

6° *Région labiale.* Le muscle *labial* n'a par lui-même aucun mouvement de dilatation, c'est un constricteur antagoniste de tous les muscles qui s'insèrent à sa circonférence ; il est chargé de clore la bouche. Par sa contraction exagérée, il forme une sorte de bourrelet circulaire à rides rayonnées dans l'action de siffler, et produit les *rides rayonnées inférieures et supérieures*, conjointement avec les muscles releveur du menton et abaisseur de l'aile du nez.

7° *Région mentonnière.* La description des muscles de cette région serait suffisante pour en faire comprendre les mouvements ; cependant il est utile de dire que l'abaisseur de l'angle des lèvres agit spécialement sur la commissure ; c'est lui qui produit le pli qui existe entre la gouttière géno-labiale et la gouttière labiale externe ou *ride labiale externe.*

L'*abaisseur de la lèvre inférieure* tire la partie latérale de la lèvre en bas, et forme des lignes obliques qui, partant de la gouttière labiale externe, se dirigent de dehors en dedans et de haut en bas, et viennent se terminer sur le bout du menton; elles font partie des *rides géno-mentonnières*; c'est l'abaisseur de la lèvre inférieure qui, dans le pleurer, occasionne l'ouverture latérale des lèvres qui laisse tomber la salive.

Le muscle *releveur du menton* développe par sa contraction permanente les *rides labiales inférieures*, les rides *rayonnées inférieures* et les *rides mamelonnées.*

8° *Région auriculaire.* Le muscle *auriculaire antérieur* développe par sa contraction de petites rides au-devant de l'oreille qu'il tend à porter en avant; l'*auriculaire supérieur* l'entraîne en haut et la dresse, tandis que l'*auriculaire postérieur* dirige l'oreille en arrière. Ces trois muscles produisent trois séries de rides que l'on remarque sur la peau qui les recouvre, et qui sont moins apparentes chez l'homme que chez certains animaux. Ces *rides* prennent le nom du muscle correspondant.

Ainsi nous avons démontré par ce court exposé de l'*action musculaire lacalisée* que chaque muscle produit une série de plis dans la région de la peau correspondante à sa position. Il est un autre fait qu'il est encore utile d'indiquer, c'est que ces rides sont toujours transversales à la direction du muscle; en effet, par la contraction du muscle, la peau ne peut se plisser que dans le sens transversal à la direction des fibres musculaires.

Ce *jeu des muscles faciaux* nous a fait connaître les espèces de plis que l'on rencontre sur la face des animaux, et la description que nous allons donner des rides faciales nous a servi à apprécier leur appareil de relation. Comme on le voit, nous sommes sur une voie nouvelle ; nous allons donc donner un cachet de vérité à des études physiologiques qui n'avaient point été suivies avec une logique assez sévère, car nous ne saurions croire que la peau de la face se plisse sans but et confusément. N'est-ce pas les plis faciaux développés dans le jeu physionomique des relations qui donnent un caractère spécial à la physionomie naturelle chez l'homme social?

Description anatomique et nomenclature des rides faciales.

La position des rides faciales et celle des muscles faciaux si concordantes et si harmonieuses, indiquent d'une manière admirable que le système musculo-cutané de la face ne pourrait être plus perfectionné, et tout montre qu'il est bien la terminaison externe de l'appareil de relation. Ce système forme le jeu physionomique, espèce de langage muet dont le langage vocal ne saurait se passer.

Tout ce qui existe est trop bien réglé pour que la nature

déroge à ses lois. N'aurait-il point été inutile que l'homme social eût eu de la sévérité, de la bonté, du plaisir, de de l'affection, s'il n'avait pu le montrer par les traits mobiles de la physionomie de relation.

Notre localisation physionomique repose sur la concordance qui existe entre les impulsions cérébrales, les mouvements des muscles faciaux et les rides faciales qu'ils développent.

La ride, subst. fém., *ruga* des Latins, ῥυτίς des Grecs, dérivé de ῥυώ, je tire, est une sorte de pli des téguments de la face formé par la contraction permanente ou trop fréquente des muscles.

Dans la description des rides faciales que nous allons donner, nous avons introduit l'ordre en la faisant par région ; sans cette précaution il eût été très-difficile de se reconnaître; mais de cette manière, des personnes même étrangères aux études anatomiques et physiologiques pourront comprendre l'exposition.

1° La région frontale présente les rides verticales, horizontales, vertico-horizontales, circulaires et habénales.

A. — *Les rides verticales*, situées verticalement entre les deux sourcils, ordinairement au nombre de deux ou de quatre, dont les externes sont parfois obliques et d'autrefois en très-grand nombre, se prolongent en haut jusque sur le centre du front et quelquefois en bas de chaque côté du nez; sur la région oculaire les rides externes sont composées chez certains sujets de plusieurs rides secondaires qui deviennent légèrement courbes à convexité tournée en dedans, tandis que les rides internes, presque toujours droites, sont formées d'un seul pli de peau.

C'est le muscle sourcilier avec son semblable du côté opposé qui les produit, et comme son insertion à la bosse nasale se fait plus ou moins haut, ce muscle donne au sourcil une direction variable, ce qui modifie la forme des rides externes.

Les rides verticales indiquent *la négation*, *la sévérité*, *l'irritabilité*, etc.

B. — *Les rides horizontales* garnissent ordinairement tout le front; cependant cela est variable, suivant leur largeur et leur nombre; situées transversalement, elles commencent à peu près au tiers inférieur du front, sont droites courbes ou cordiformes; dans ces deux derniers cas, leur convexité regarde en haut; on observe des sujets qui en présentent deux, trois, quatre ou même une plus grande quantité, parallèles ou irrégulières, elles se continuent parfois avec les rides demi-circulaires qui sont placées sur les côtés, ou bien elles se terminent dans leurs intervalles; il en existe chez certains sujets au niveau et même au-dessus de la ligne d'implantation des cheveux.

Les rides horizontales indiquent *l'approbation*, *l'ambition*, *l'espérance*, etc.

C. — *Les rides vertico-horizontales* présentent une réunion remarquable des rides verticales et des rides horizontales qui forment un ou plusieurs angles droits en se réunissant sur la partie centrale du front, et une sorte de *bouquet* de rides.

Les rides vertico-horizontales indiquent *l'indécision*, *l'interrogation*, *la méditation*, etc.

D. — *Les rides demi-circulaires* se voient sur le côté du front et à la tempe, situées à peu près au tiers inférieur de la partie latérale du front au-dessus de l'extrémité externe du sourcil ; elles se succèdent, lorsqu'elles sont nombreuses, jusqu'à l'origine des cheveux, en affectant la forme que prend le sourcil, toujours courbes ou triangulaires ; leur convexité regarde en haut, elles descendent quelquefois latéralement sur le bas de la tempe, près de la joue, entre la région oculaire et les cheveux ; en haut elles se confondent sur le côté du front avec les rides horizontales dont elles paraissent alors être des prolongements ou elles commencent entre ces dernières ; elles sont produites par la contraction des fibres externes du frontal.

Les rides demi-circulaires indiquent *la véracité*, *la franchise*, *la loyauté*, etc

E. — *La ride habénale*, de *habena*, bride, plus ou moins large, presque toujours unique, assez rare, est située transversalement sur l'origine du nez, sur le plan même des yeux ; elle est formée par la contraction du muscle pyramidal ; en haut, elle se confond quelquefois avec les rides verticales ; ses deux extrémités se terminent entre les sourcils et les paupières supérieures.

La ride habénale indique *la dureté, la cruauté, la destruction*, etc.

2° La région oculaire présente les rides sourcilières, palpébrales supérieures, palpébrales inférieures, pénales, jugales et sympathiques.

F. — *La ride sourcilière*, ordinairement seule, commence à l'une des rides verticales du front et constitue avec elle en dedans, lorsque l'insertion interne du sourcilier est basse, une courbe très-sévère ; elle recouvre l'œil parfois comme une seconde paupière et se termine en dehors à l'une des rides jugales supérieures. Elle est produite par les contractions réunies des muscles sourcilier et palpébral, prenant leur point fixe à la bosse nasale, et est située au-dessous du sourcil ou recouverte de ses poils

La ride sourcilière indique *le mystère, la cachotterie, la dissimulation*, etc.

G. — *Les rides palpébrales supérieures*, parallèles demi-circulaires, dont la convexité regarde en haut, situées sur le côté externe de la paupière, souvent fort peu apparentes; elles se terminent en pointe des deux côtés, et se confondent quelquefois en dedans avec les rides sympathiques, produites par l'élévateur de la paupière supérieure.

Les rides palpébrales supérieures indiquent *la modestie. la pudeur, la honte*, etc.

H. — *Les rides palpébrales inférieures*, souvent très-marquées, demi-circulaires comme les supérieures, mais leur convexité regarde en bas ; situées transversalement sur la paupière inférieure, elles croisent la direction des rides pénales en dedans et celle des rides jugales en dehors ; cependant elles se continuent quelquefois avec les rides jugales.

Les rides palpébrales inférieures indiquent *la douceur*, *la bonté, la bonhomie*, etc.

I. — *Les rides pénales*, demi-circulaires, situées près de l'angle interne de l'œil, sur la paupière inférieure et sur les parties correspondantes des régions palpébrale et nasale constitue la patte d'oie interne, sorte de rayonnement dont les lignes sont divergentes. Les rides pénales externes commencent environ au tiers interne du bord libre de la paupière, se dirigeant vers le nez, puis se contournent verticalement en bas en devenant plus apparentes, tandis que les rides internes sont obliques ou transversales et quelquefois courbes à convexité tournée en bas ; ainsi les internes montent sur le nez et les externes s'étendent sur la joue.

Les rides pénales indiquent *la peine, le chagrin*, *le désespoir*, etc.

J. — *Les rides jugales*, nombreuses, placées transversalement à la partie externe de l'œil sur l'os jugal ou de la pommette, étalées en éventail, ce qui leur a fait donner le nom de patte d'oie, communiquent en haut avec les rides sourcilière et palpébrales supérieures lorsque ces dernières existent, et au bas avec les rides palpébrales inférieures, dans certains cas, bien quelles croisent habituellement leur direction.

Les rides inférieures, courbes, naissent sur la paupière inférieure, et se dirigent et se perdent sur le haut de la joue, en circonscrivant en haut la boule de graisse de la joue; leur convexité regarde supérieurement; les moyennes sont ordinairement horizontales, elles partent de l'angle externe de l'œil et se portent vers l'oreille; les supérieures à convexité, tournée en bas, naissent aussi vers l'angle externe de l'œil et vont se perdre sur la tempe en croisant la direction des rides demi-circulaires.

Les rides jugales indiquent *le rire, la gaîté*, *la folie*, etc.

K. — *Les rides sympathiques*, ordinairement peu nombreuses, naissent de l'angle interne de l'œil, se dirigent soit sur la paupière supérieure où elles se confondent souvent avec les rides palpébrales supérieures, soit vers l'extrémité interne du sourcil dont elles semblent retrousser les poils en haut dans cet endroit, ce qui donne à l'œil un caractère affectueux.

Les rides sympathiques indiquent *l'amitié*, *l'affection*, *l'amour*, etc.

3° La région génale présente les rides génales.

L. — *Les rides génales* situées sur la joue, comme l'indique leur nom, à la partie externe de l'angle des lèvres, à peu près parallèles, quoique courbes, ont leur convexité tournée en dehors; elles commencent plus ou moins haut en dehors de la gouttière géno-labiale, contournent la région labiale et viennent se terminer en ligne plus ou moins droite à la partie inférieure et interne de la région génale.

Les rides génales indiquent *le sourire*, *la joie*, *la béatitude*, etc.

M. — *La ride géno-labiale*, au côté interne de la boule de graisse de la joue, s'étend obliquement entre la lèvre supérieure et la joue, de l'aile du nez vers l'angle des lèvres, où elle se confond souvent avec les rides génales; elle est produite par le muscle canin, etc.

La ride géno-labiale indique *la raillerie*, *la critique*, *la défense*.

4° La région géno-cervicale présente les rides en feston, les cervicales et les rides en fanon.

N. — *Les rides en feston*, plus ou moins nombreuses, situées obliquement sur les parties supérieures du cou et externe et inférieure de la joue, forment au-dessous du menton plusieurs saillies transversales, que l'on appelle double menton; et en dehors et en haut sur la joue, plusieurs arcades en feston à convexité tournée en bas.

Elles remontent quelquefois jusqu'au devant de l'oreille; dans certaines circonstances il n'en existe que deux sur la joue qui circonscrivent le menton; elles sont produites par l'action de la portion faciale du muscle peaussier prenant son point fixe en haut.

Les rides en feston indiquent *l'activité, la vivacité, l'impétuosité*, etc.

O. — *Les rides cervicales*, parfois très-nombreuses, commencent ordinairement à la partie supérieure et latérale du cou, depuis l'oreille jusqu'à la terminaison des cheveux; elles naissent d'un seul point ou à des distances égales les unes des autres; de là elles se portent en bas et en avant, les supérieures en formant le collier, les inférieures sur le haut du sternum, où elles se terminent ensemble.

Les rides cervicales indiquent *la hardiesse, la témérité, l'audace*.

P. — *Les rides en fanon*, rares, saillantes la plupart du temps, au nombre de deux, situées verticalement sur le devant du cou, analogues au pli de peau de la gorge du bœuf, que l'on nomme fanon, commencent au-dessous du menton, à une distance l'une de l'autre, qui varie suivant les sujets, toujours parallèles; elles vont se terminer de chaque côté de la fossette, qui se trouve à la fourchette du sternum sur le haut et le devant de la poitrine.

Elles ne sont pas constamment aussi prononcées et aussi longues, et on n'en rencontre parfois que des traces superficielles, souvent l'une est plus saillante que l'autre.

Les rides en fanon indiquent *la rusticité, la rudesse*, *la grossièreté*, etc.

5° La région nasale présente les rides nasales.

Q. — *Les rides nasales*, parallèles, longitudinales sur le dos du nez, obliques et plus saillantes sur les côtés où elles se confondent en haut avec les rides pénales internes lorsqu'elles existent ensemble, sont produites par la contraction des fibres supérieures du muscle dilatateur du nez, aidée par celle du muscle élévateur commun de la lèvre et du nez.

Les rides nasales indiquent *la répugnance*, *l'aversion*, *l'horreur*, etc.

6° La région labiale présente les rides rayonnées inférieures et supérieures, labiale externe et labiale inférieure.

Les rides rayonnées, situées sur les deux lèvres, vont en rayonnant de l'ouverture de la bouche comme centre dans toutes les directions, la plus grande partie se trouve en haut et en bas; il en existe très-peu aux commissures des lèvres; elles sont produites par la contraction du muscle labial, qui agit sur la peau de la même manière qu'une ganse qui ferme l'ouverture d'un sac.

R. — *Les rides rayonnées supérieures* indiquent *la demande*, *la prière*, *la supplication*, etc.

S. — *Les rides rayonnées inférieures* indiquent *le mécontentement*, *la bouderie*, *la maussaderie*, etc.

T. — *La ride labiale externe*, épaisse ordinairement, seule, située en dehors de la commissure des lèvres, n'est que la continuation de la peau de la lèvre supérieure qui se porte obliquement en bas, en limitant latéralement la lèvre inférieure ; elle est produite par les contractions simultanées du muscle abaisseur de l'angle des lèvres et des fibres inférieures du muscle buccinateur qui tendent la lèvre inférieure.

La ride labiale externe indique *la fierté*, *l'orgueil*, *l'égoïsme.*

U. — *La ride labiale inférieure*, unique, épaisse, rare, située transversalement au-dessous de l'angle des lèvres, s'étend de la partie inférieure de la joue à la partie externe du bord de la lèvre inférieure, remarquable par sa courbure à convexité ; tournée en bas, elle est produite par les contractions simultanées des muscles abaisseur de l'angle des lèvres et releveur du menton.

La ride labiale inférieure indique *l'antipathie*, *le dédain*, *le mépris*, etc.

7° La région mentonnière présente les rides géno-mentonnières et les mamelonnées.

V. — *Les rides géno-mentonnières* sont courbes à convexité tournée en dehors et en bas, elles s'étendent de l'angle des lèvres et de la joue au bas du menton ; elles sont produites par les contractions simultanées des muscles buccinateur, abaisseur de l'angle des lèvres, et abaisseur de la lèvre inférieure.

Les rides géno-mentonnières indiquent *la sensualité, la volupté, la libidinosité,* etc.

X. — Les *rides mamelonnées* sont engendrées par la contraction du releveur du menton qui, dans son action permanente, porte la lèvre inférieure vers le nez, et donne à la peau du menton un aspect mamelonné irrégulier; ces rides rugueuses, lorsqu'elles existent, s'observent non-seulement sur le menton, mais même jusqu'auprès de la lèvre inférieure.

Les rides mamelonnées indiquent de bas en haut, *la friandise, la gourmandise, la gloutonnerie*, etc.

8° La région auriculaire présente les rides auriculaires antérieures, auriculaires supérieures et auriculaires postérieures.

Y. — *Les rides auriculaires antérieures* sont assez faibles, dirigées dans le sens vertical et situées sur la joue en avant de l'oreille au niveau du tragus.

Les rides auriculaires antérieures indiquent *l'audition, l'attention, la soumission.*

Z. — *Les rides auriculaires supérieures* sont plus ou moins rares chez l'homme, assez développées dans la race canine, situées transversalement au-dessus de l'oreille, se confondent souvent avec les rides auriculaires antérieures.

Les rides auriculaires supérieures indiquent *la sécurité, le courage, la valeur.*

Z, Z. — *Les rides auriculaires postérieures* sont assez communes, situées derrière la conque de l'oreille, dans le sens vertical, sur la région mastoïdienne.

Les rides auriculaires postérieures indiquent *l'étonnement*, *la crainte*, *l'effroi*.

Ici se termine la description des rides faciales auxquelles *nous avons dû donner des noms* afin de les reconnaître; c'est donc dans ces plis que se localise l'expression des actes de relation chez l'homme et chez les animaux; l'observation, l'expérimentation et la méthode descriptive ont produit des résultats heureux en nous faisant découvrir et établir des faits si intéressants pour la physiologie.

Nous allons exposer, dans le tableau suivant, le miroir de la physionomie de relation que nous avons créé, afin que l'on puisse constater les actes de relation d'un sujet quelconque, sans être obligé de relire les chapitres.

MIROIR DE LA PHYSIONOMIE DE RELATION.

PLIS DES RELATIONS.				ACTES DES RELATIONS.

1° Région frontale.

A	les rides	verticales.......	indiquent	la négation, l'irritabilité, la sévérité.
B		horizontales.....		l'approbation, l'espérance, l'ambition.
C		vertico-horizont.		l'indécision, la méditation, l'interrogation
D		demi-circulaires..		la véracité, la franchise, la loyauté.
E		habénales.......		la dureté, la cruauté, la destruction.

2° Région oculaire.

F	les rides	sourcilière......	indiquent	le mystère, la cachotterie, la dissimulation
G		palpébrales sup.		la modestie, la pudeur, la honte.
H		palpébrales infér.		la douceur, la bonté, la bonhomie.
I		pénales.........		l'ennui, la peine, le désespoir.
J		jugales.........		le rire, la gaieté, la folie.
K		sympathiques....		la bienveillance, l'amitié, l'amour.

3° Région génale.

L	les rides	génales...... ..	indiquent	le sourire, la joie, la béatitude.
M		géno-labiales....		la raillerie, la critique, la défense.

4° Region géno-cervicale.

N	les rides	en feston.......	indiquent	la vivacité, l'activité, l'impétuosité.
O		cervicales.......		la hardiesse, la témérité, l'audace.
P		en fanon.... ...		la rusticité, la rudesse, la grossièreté.

5° Région nasale.

Q	les rides	nasales.........	indiquent	la répugnance, l'aversion, l'horreur.

6° Région labiale.

R	les rides	rayonnées supér.	indiquent	la demande, la prière, la supplication.
S		rayonnées inf...		la bouderie, la maussaderie, le mécontentement.
T		labiale externe..		l'égoïsme, la fierté, l'orgueil.
U		labiale inférieure.		l'antipathie, le dédain, le mépris.

7° Région mentonnière.

V	les rides	géno mentonnière	indiquent	la sensualité, la volupté, la libidinosité.
X		mamelonnées....		la friandise, la gourmandise, la gloutonnerie.

8° Région auriculaire.

Y	les rides	auri-antérieures.	indiquent	l'audition, l'attention, la soumission.
Z		auri-supérieures.		la sécurité, le courage, la valeur.
Z Z		auri-postérieures.		l'étonnement, la crainte, l'effroi.

On ne rencontre presque jamais ensemble toutes les rides citées dans ce tableau sur un même sujet; assez ordinairement il en existe une ou plusieurs séries, et encore sont-elles souvent très-peu marquées. Elles sont produites par les contractions permanentes ou répétées des muscles superficiels de la face, et les contractions des muscles sont dues aux impulsions de relation cérébrales dont nous allons bientôt nous entretenir.

Explications à l'égard de la phrénologie.

La phrénologie, comme l'ont avancé Gall et V. Broussais, est la physiologie du cerveau; cette définition est vraie; à elle seule elle est capitale, puisque cette nouvelle science a fait faire aux physiologistes une suite d'expériences, de vivisections, d'études positives des plus intéressantes pour l'histoire naturelle et la pathologie, et tend à faire disparaître les croyances qui sont anti-scientifiques et toutes les divagations phsycologiques roulant la plupart sur des sophismes et des mots sans valeur réelle, c'est-à-dire appuyées sur aucun fait expérimental. Qui n'a pas vu dans les controverses les partisans d'un même système donner une valeur différente aux mots sur lesquels ils jouaient pendant des heures entières? Il ne faut pas non plus heurter les croyances, bien qu'elles aient des nomenclatures vérifiables; car beaucoup de personnes en sont toujours à la croyance, au roman; d'après elles il faut croire sans discuter, c'est-à-dire croire sans bénéfice d'inventaire à ce qu'a dit un autre autrefois; voyez ces systèmes fondés sur l'imagination, la mauvaise foi, le jugement faible des uns, l'intérêt de secte et l'entraînement des autres, puis viennent l'indifférence, la conviction et le fanatisme ; avec ces éléments, où peuvent conduire les discussions des écoliers comme celles des maîtres sur des abstraits qui représentent des idées absurbes ou mal élaborées qu'on avait ou la stupidité de prendre, ou la perfidie d'enseigner comme des faits? Ces idées, véritables mirages, représentent ou des choses imaginaires ou des phénomènes dont on ignore encore les détails et les causes; l'issue de la psycologie est la phrénologie, science expérimentale. La psycologie fut donc la première enfance de la physiologie du cerveau, et c'est ce que nous désirions constater; de même l'astrologie fut la première enfance de l'astronomie, de même aussi la physiognomonie fut celle de la morphologie.

La phrénologie étudie donc matériellement les phénomènes cérébraux, et les physiologistes modernes ont contribué d'une manière remarquable à établir cette science importante en laissant de côté tout ce qui appartient à la forme extérieure du crâne, et ils ont bien fait, parce que Gall a cru mal à propos qu'il y avait liaison de cause à effet entre les phénomènes cérébraux et les saillies du crâne, ce qui n'existe que pour les plis de la physionomie de relation qu'il ne connaissait pas.

Ainsi, il ne faut pas confondre l'étude de la forme extérieure naturelle et l'étude des phénomènes cérébraux; il faut étudier les phénomènes cérébraux pour étudier la forme de relation. La phrénologie doit être restreinte à l'étude des phénomènes cérébraux ; il y aura alors des études faites sur la phrénologie pathologique.

La science de la forme ou de la physionomie que nous appelons morphologie, traite de la forme et de la physionomie des animaux.

Si nous nous attachons spécialement à l'étude de la tête, c'est parce que cette dernière donne presque tous les caractères pour la physionomie de relation ; la forme du crâne et celle de la face dans le repos appartiennent à la constitution organique et à la physionomie naturelle; c'est ce que Gall n'a pas su trouver, et ce qui l'a fait tromper ainsi que Lavater. Avant que les sens et le cerveau aient fonctionné, le crâne n'avait-il pas des saillies ainsi que la face, ainsi que les autres parties du corps, chez l'embrion, chez le fœtus à terme ; c'est donc au fluide organique qu'il faut attribuer la forme, c'est à ce qui constitue, ce qui fait développer l'être. Chez le polype il n'y a pas de cerveau, il y a une forme ; c'est donc à l'appareil organique des ganglions ou à des filets de même nature, qu'il faut attribuer la forme, ou du moins au fluide particulier qui circule dans ces appareils.

A mesure que les fonctions cérébrales se perfectionnent chez l'animal, toutes les actions cérébrales se traduisent sur le système musculo-cutané, dans les relations, par la les traits mobiles *dont nous avons trouvé la localisation* ; les phénomènes cérébraux produisent la forme de relation et non point la forme naturelle.

Si les phénomènes cérébraux formaient la physionomie naturelle, ils pourraient la modifier ; il en résulterait que par la volonté on modifierait cette physionomie suivant les circonstances, tandis que jusqu'à présent la volonté n'a pu charger que la physionomie de relation, ainsi que les actes des relations et les parures artificielles, telles que les vêtements, l'arrangement des cheveux, etc., ce que les acteurs savent fort bien exécuter. Les phénomènes cérébraux n'ont donc d'influence que sur l'appareil musculo-cutané ; nous avons dit ailleurs que *la race ne pouvait se modifier*, *se détruire*, *ni par le changement de lieu ni autrement, il peut se former des races secondaires de métis ou mélangés dont les formes trahiront toujours la souche primitive*...

Nous n'admettons pas nous aussi, à l'exemple de M. Flourens (voyez son *Examen de la Phrénologie*, in-8), *des petits cerveaux dans le grand cerveau*, comme Gall veut nous le dire, car nous admettons *des phénomènes cérébraux de polarisation*, dont nous parlerons dans le chapitre suivant avec plus de détail. M. le docteur Belhomme a présenté à l'Académie des Sciences un exencéphale ; le cerveau était formé de petites masses cérébrales flottantes dans un liquide séreux, qui étaient attachées par des pédicules assez longs à la moelle allongée ; cela prouve une chose très-intéressante et que j'avance, c'est *que les organes mous commencent par des points de polarisation comme le tissu compacte des os.*

Chez ce fœtus, il n'y a eu que vie organique commençante et maladive ; aussi vous trouvez les parties cérébrales isolées par un liquide qui a pris soin de les tenir écartées. *Dans le cerveau il y a des points de polarisation, des fluides organiques et des points de polarisation, des fluides nerveux* ; ici il n'y a eu jamais que polarisation des fluides organiques ; les phénomènes nerveux de polarisation, *pour s'établir dans les lobes cérébraux*, ayant besoin de l'action simultanée des fluides des corps extérieurs et des fluides organiques de l'intérieur de l'animal.

Quoi qu'il en soit, nous admettons les bosses, les saillies naturelles du crâne et de la face, qui sont pour nous des caractères de race ; elles existent, nous pouvons les toucher, mais à l'inverse de Gall, qui les fait dépendre du jeu et de la saillie des circonvolutions cérébrales placées au-dessous, nous ne trouvons *qu'une simple coïncidence de la forme du crâne avec la forme du cerveau et le jeu cérébral.*

La forme du cerveau est due à l'appareil organique, comme celle du crâne, comme celle des poumons, comme celle du thorax ; il est impossible que les fluides organiques *qui produisent la forme* en fassent une au crâne non coïncidente à celle du cerveau, la nature n'est point ridicule, mais l'action des lobes du cerveau est complètement impuissante à donner la forme générale au crâne ; le cerveau n'est qu'un appareil de relation et non de construction ; mais si l'on fait travailler le cerveau, par exemple, dans le point correspondant aux polarisations intellectuelles, certainement *cette gymnastique* faisant fonctionner la substance organique dans cet endroit, il y aura peu à peu un développement de la substance et du crâne si le sujet est jeune, sans cela il y aura du trouble dans l'encéphale et sans doute compression. Du reste, j'ai remarqué que l'on ne pouvait travailler qu'un certain temps par jour sous peine de se développer un léger trouble cérébral ; il n'y a donc que simple coïncidence entre la forme du cerveau et la forme du crâne.

En résumé, la phrénologie est la physiologie du cerveau.

Les saillies du crâne, comme celles de la face, dépendent de la physionomie naturelle ou de race, qui est produite par l'appareil organique ; la forme du crâne est coïncidente avec la forme du cerveau de la même manière que la forme du thorax l'est avec celle du poumon, et que la forme de la main l'est avec celle du pied chez le même sujet.

Le jeu cérébral n'a d'influence que sur le système musculo-cutané de la face, qui produit la physionomie de relation.

Comme nous traitons dans ce travail seulement de la physionomie de relation, nous réservons pour un autre *l'étude de la physionomie naturelle*, qui comprend celle des saillies du crâne, de la face et du corps entier.

Les circonvolutions des lobes cérébraux et le jeu du cerveau n'ont aucun rapport de cause à effet avec les saillies du crâne ; elles sont coïncidentes seulement, ce qui le prouve c'est que lorsqu'une des portions des lobes cérébraux ne fonctionne plus, la partie correspondante du crâne n'en existe pas moins, et représente toujours ce qu'elle représentait déjà avant la cessation du jeu de la partie interne; il n'y a donc que coïncidence organique entre la forme du crâne et celle du cerveau.

Les saillies du crâne et de la face représentent la constitution naturelle du caractère d'un sujet sous le rapport perceptif, sentimentif, instinctif et réflectif; quelles que soient les croyances sur le mode de production de ce caractère, cela est un fait positif et d'observation.

Ainsi, celui qui a la bosse nasale prononcée aime les événements nouveaux, il est versatile.

Les rides faciales représentent les actes habituels de ce caractère, c'est-à-dire les actes de relation.

Maintenant que nous avons fait comprendre ces questions principales, nous allons étudier les phénomènes de polarisation et d'échange.

Phénomènes de polarisation et d'échange que produisent les fluides nerveux dans les lobes cérébraux.

Les phénomènes principaux produits par les fluides nerveux que nous reconnaissons par induction dans les lobes cérébraux sont les suivants :

1° Les pôles ou points de polarisation des fluides nerveux;

2° Les impulsions : aux pôles cérébraux naissent des courants de fluides par l'effet de fluides externes à ces pôles, que nous nommons impulsions. Nous verrons plus loin comment s'établissent les pôles à partir de la naissance et même à partir de la fécondation.

3° Les échanges ou réactions des courants des fluides nerveux entre eux, qui se produisent, suivant les courants des fluides qui viennent des corps extérieurs par les sens externes, et suivant les courants des fluides qui viennent de l'intérieur des organes par les sens internes.

Ce sont les impulsions qui produisent les échanges, l'appareil nerveux cérébro-spinal et l'appareil organique où des ganglions réunis forment un appareil organo-nerveux spécial, analogue à celui que l'on appelle en physique appareil magnéto-électrique, mais non identique, et que l'on peut comparer, par la vitesse de ses réactions, au télégraphe électrique, car il fonctionne de la même manière, au moyen de ses nerfs et de ses filets; mais ici tout est vital.

Le sang, naturellement chargé de principes chimiques différents, donne toute la force à cette sorte de pile animale.

C'est dans le tissu capillaire et propre de chaque organe que se passe principalement, par l'intérmédiaire du sang rouge, chaque phénomène de fluidification; c'est dans les organes que se forment des modifications nombreuses des fluides organiques et chimiques; et cela est expliqué par les sécrétions de diverses natures et par les différents phénomènes organiques qui se produisent dans les différents organes. Notre observation se rapproche un peu de l'idée de Van Halmont sur les archées, qu'il place dans les organes, archées qui sont gouvernées par une archée qui leur est supérieure.

Les réseaux des filets organiques enroulés autour des artères mettent en communication les vaisseaux sanguins et les ganglions organiques, condensateurs des fluides organiques ; d'autres filets mettent en communication les ganglions organiques avec certaines paires de nerfs céphaliques et les paires de nerfs spinaux. Ainsi, le ganglion ophthalmique envoie des filets à la troisième paire encéphalique et à une des divisions de la cinquième, la branche frontale de l'ophthalmique de Willis. Du *plexus gangliforme*, situé dans le canal carotidien, il en naît deux qui vont à la sixième paire, et un qui va au nerf vidien de la cinquième encéphalique. Les ganglions cervicaux communiquent avec les paires cervicales ; le supérieur, avec les trois premières paires et souvent la quatrième, le moyen, avec la cinquième et la sixième ; et l'inférieur avec la septième et la huitième, et avec la première paire dorsale. Chaque ganglion thoracique envoie un ou deux filets anastomotiques à la paire dorsale qui lui correspond. Enfin, il en est de même des ganglions lombaires et sacrés par rapport aux nerfs lombaires et sacrés. Les filets dont nous venons de parler ont été appelés jusqu'à présent *racines*, tandis qu'on appelle *nerfs propres* des ganglions ceux qui s'attachent aux artères. Ceux-ci forment autour d'elles des réseaux, les suivent dans toutes leurs directions et se distribuent avec elles aux organes des fonctions involontaires.

Les organes sont donc liés, par l'appareil organique, qui est un condensateur passif dans lequel circulent les fluides organiques qui réagissent vers chaque organe qui les appelle en fonctionnant.

Dans la nutrition, c'est le produit d'excrétion qui est cause de l'appel du fluide organique, ainsi que le produit d'assimilation. Le phénomène se passe à l'extrémité des vaisseaux capillaires artériels et au commencement des vaisseaux capillaires veineux, dans le tissu propre des organes, par l'intermédiaire des réseaux organiques.

Les expansions nerveuses céphaliques et spinales, les nerfs, sont des conducteurs qui transmettent les fluides nerveux à des points fixes dans les organes où il existe des polarisations, ou de ces pôles à l'appareil cérébro-spinal. Les filets des ganglions sont aussi des conducteurs passifs des fluides organiques : *ubi stimulus*, *ibi fluxus*. En effet, les courants des fluides organiques se font vers l'organe impressionné par des fluides qui lui sont externes. S'il est trop impressionné par les fluides externes, il se produit ce qu'on nomme en pathologie une irritation simple, ou une irritation congestive.

Les renflements nerveux, comme le cerveau, le cervelet, les tubercules quadrijumeaux sont des centres de polarisations. Le point découvert dans la moelle allongée par M. Flourens, à l'aide des vivisections les plus intelligentes et les plus ingénieuses, et qu'il appelle *premier moteur*, *nœud vital*, est pour nous l'endroit où se forme le principal pôle dans l'appareil nerveux ; de même aussi les plexus organiques sont pour nous les principaux pôles de l'appareil ganglionnaire.

Ainsi, des fluides primitifs, subtils, impondérés, moteurs connus seulement par leurs effets, animent et régissent la matière d'après des lois immuables. Modifiés, ils prennent dans les corps le nom de fluides chimiques; dans les végétaux, il faut leur donner le nom de fluides organiques; chez les animaux, on les appelle fluides nerveux.

Les corps ne présentent que les fluides chimiques qui les forment par fluidification, gazéification, liquéfaction et cristallisation.

Les végétaux ont une nature plus complexe. Ils ont :

1° Les fluides chimiques qui réagissent dans la combinaison des corps entraînés par la circulation, corps destinés, après leur combinaison, à la construction du végétal;

2° Les fluides organiques qui règlementent la vie végétative et qui président à l'arrangement des matériaux. Ainsi, les végétaux sont des êtres plus perfectionnés.

Les animaux sont encore mieux partagés, car ils présentent :

1° Les fluides chimiques qui jouent un grand rôle entre les corps contenus dans les vaisseaux sanguins et la circulation générale, etc.;

2° Les fluides organiques qui guident chez eux la vie végétative;

3° Les fluides nerveux ou fluides des relations qui

concourent à tous les actes des relations intérieures et extérieures.

Les lois générales qui gouvernent les fluides chimiques, les fluides organiques, les fluides nerveux et les fluides électriques paraissent les mêmes. Ce sont les *lois de polarisation et d'échange*. Voici des observations importantes :

Les fluides chimiques ont pour propriété de produire les corps par polarisation.

Les fluides organiques ont pour propriété de produire les formes par polarisation et circulation.

Les fluides nerveux ont pour propriété de produire les relations par polarisation et échange.

Nous venons de parler de trois séries de fluides qui sont appelés, suivant nous, à régir les animaux supérieurs. Or, il est facile de voir que ce qu'on appelle âme ne peut point être formé 1° par les fluides chimiques des corps entraînés dans la circulation; 2° ni par les fluides nerveux qui servent aux relations. Ce sont donc alors les fluides organiques qui constituent l'âme, et le siége de cette âme est partout où il existe des ganglions organiques et des filets organiques. Le sommeil, la paralysie, les *asphyxies*, l'*éthérisation*, etc., peuvent servir à l'étude de cet appareil organique, de même que les vivisections. Ainsi, lorsqu'on enlève le cœur à un animal vivant, cet organe continue à battre avec violence.

Le cœur alors présente la vie animale d'un polype ; mais comme il n'est plus dans son milieu d'activité, l'âme ou les fluides organiques l'abandonnent bientôt, comme le polype est abandonné par les fluides organiques ou son âme, lorsqu'il est jeté sur une plage où il n'est plus dans ses conditions d'existence. Aussitôt que l'âme ou les fluides organiques cessent d'être polarisés dans un corps vivant, il commence à se détruire, à se désorganiser ou à se putréfier. En effet, il n'y a plus les fluides moteurs et créateurs de la forme.

L'*âme*, l'*archée* n'est autre chose *que les fluides organiques, fluides qui donnent la forme, qui construisent l'être, et par conséquent qui l'animent*. Ces fluides existent, suivant nous, avant les organes, et dans l'acte de de la fécondation, le sperme qui en est convenablement chargé, en dégage et en *polarise dans l'ovule*. Alors, il y a développement de l'embryon à un premier point de polarisation qui se trahit par une tache blanche qu'on nomme cicatricule et qu'on aperçoit dans l'ovule.

Ainsi actuellement, le pneuma de l'antique École grecque et de Galien, les esprits animaux de Mallebranche, l'âme de Sthal, l'archée de Van Helmont, le principe vital de Barthez, la force vitale de Bichat, ne peuvent plus satisfaire notre esprit. Dans nos recherches, il s'agit de séparer les différentes modifications des fluides moteurs, de les nommer, de les étudier séparément; peu nous importe la nature intime de ces corps fluides, pourvu que nous connaissions bien leurs effets et les lois d'après lesquelles ils se meuvent. Ces fluides sont primitifs, simples, par conséquent indécomposables, et ne peuvent alors être connus, comme tous les corps simples, que par leurs propriétés. Ils sont répandus, suivant certaines doses immuables; ce sont même ces doses qui doivent différencier les êtres.

Les doses une fois polarisées, les corps se forment, les végétaux se forment et croissent, les animaux se forment, croissent et agissent.

Les polarisations primitives, c'est-à-dire celles qui ont formé les premiers êtres, n'ont dû avoir lieu que dans certaines conditions où était alors placé le globe terrestre.

Quoi qu'il en soit, on retrouve *les phénomènes de polarisation et d'échange dans les trois règnes de la nature.*

Règne matérial ou de la matière que l'on devrait instituer pour remplacer le règne minéral trop restreint, comprend les corps fluides, gazeux, liquides et solides.

Lors de la formation des différents corps, il s'établit des courants de fluides qui se polarisent dans des points particuliers; pendant la cristallisation des corps solides, c'est probablement dans les endroits anguleux.

Les corps simples doivent avoir des fluides plus simples que les corps composés binaires, ternaires, dont les fluides doivent être modifiés deux et trois fois.

L'action d'un corps sur un autre en physique et en chimie produit un phénomène d'échange de fluide.

Lorsque les physiciens et les chimistes feront l'étude des fluides impondérés, ils en trouveront des classes aussi nombreuses que celles des corps solides; comme ces fluides fonctionnent toujours par deux, il est probable que l'un joue le rôle de base, et l'autre d'acide; ils forment des composés très-mobiles.

Règne végétal. Des points de polarisation existent dans les végétaux, 1° à l'extrémité supérieure dans les feuilles, et à l'extrémité des racines où aboutissent les courants ascendant et descendant. Ces courants circulent, le premier, le long de l'étui médullaire dans les couches qui le constituent, le second passe entre le liber et l'aubier;

2° Au collet d'où part la racine et la tige; 3° à l'aisselle des feuilles où se forment les bourgeons; 4° dans les fleurs: aux pétales, à l'ovaire, aux étamines, etc., etc.

Tout est organique dans les végétaux, et l'on ne saurait trouver chez eux aucune impulsion de relation; on y rencontre des phénomènes organiques, tels que de la contractilité; ils possèdent des filets organiques condensateurs et conducteurs des fluides organiques, fluides qui dirigent sans doute la racine vers la terre, la tige vers le ciel, et qui président à la circulation, et par conséquent à la nutrition, à l'exhalation et aux sécrétions.

Les phénomènes décrits par M. Dutrochet sous le nom d'endosmose et d'exosmose paraissent être dans les végétaux des échanges de fluides qui produisent la circulation.

Règne animal. L'homme, en le considérant comme type animal, présente dans les organes des points de polarisation des fluides organiques et des fluides nerveux.

« Effectivement, dit V. Broussais, le cerveau ne peut agir

sans le concours de divers agents, le calorique, l'oxigène, l'électricité, *les impondérables enfin*, dont l'action n'est pas aussi étudiée par les physiologistes que par les physiciens. Nous ajouterions que ces principes, qui ne nous sont connus que par leurs effets, semblent se confondre avec la cause première de la vie. » (*Phrénologie*, 3e leçon, page 79.)

En commençant par l'origine de l'homme, on voit dans la fécondation le sperme chargé de fluides, en dégager et en polariser sur l'ovule. Aussitôt qu'un pôle s'est établi dans l'ovule, l'embryon se forme; alors des pôles nouveaux s'établissent dans certaines parties de l'œuf et produisent des centres de vie végétative, les organes se développent les uns après les autres, et peu à peu le fœtus se perfectionne par l'augmentation du nombre des points de polarisation qui donnent naissance à tous les organes; bientôt des points de polarisation nouveaux s'établissent encore et donnent naissance à des centres d'ossification, les os s'étendent et s'allongent suivant la nature des courants des fluides organiques qui partent de ces pôles; cela est fort sensible dans les os du crâne chez les enfants, et peut être comparé *aux phénomènes galvano-plastiques.*

Pendant les maladies il se produit aussi des phénomènes de polarisation, et l'on voit page 56 de nos *Recherches sur le Traitement des maladies par infection*, que nous avons observé cela depuis longtemps; voici comment nous nous exprimons :

« Il est un fait qui est une véritable loi : c'est que les douleurs nerveuses, l'irritation, l'inflammation, les excrétions, quelles que soient leurs causes, se produisent le plus souvent, en se *polarisant*, c'est-à-dire en se montrant par points dans un ou plusieurs endroits. Il est donc utile que le médecin s'en rende maître, afin d'éviter les écarts de la nature. »

L'appareil organique est très-apparent chez les animaux supérieurs; une série de ganglions unis par des filets sont étendus de haut en bas le long du rachis assez régulièrement; différents groupes de ganglions semblables sont appelés plexus solaire semi-lunaire hypogastrique, et sont placés dans la direction des organes sans affecter de symétrie; l'ensemble de ces ganglions et de leurs filets constitue l'appareil organique que nous nommons aussi *l'organique,* car les autres noms qu'on lui a donnés ne le désignent pas bien. Nous réservons le mot de nerfs aux seuls nerfs de la vie de relation, tandis que les appendices des ganglions conserveront les noms de filets et de réseaux.

L'organique est un appareil spécial qui condense et conduit les fluides organiques; chaque organe a des points de polarisation de ces fluides; les courants se dirigent de l'organique vers l'organe où ils sont appelés par une action qui leur est extérieure; par exemple, si le cerveau fonctionne, les courants des fluides organiques vont vers la tête; si c'est l'organe sexuel, les courants vont en bas; si c'est l'estomac, c'est vers ce viscère qu'ils se dirigent, etc., etc., et c'est toujours par les filets et les réseaux qui suivent les artères ou qui s'attachent aux nerfs des relations.

L'organique est donc un condensateur et un conducteur passif suivant nous des fluides qu'il contient.

Les fluides organiques réagissent dans l'organe où des fluides extérieurs à *l'organique* viennent demander réaction, échange.

Les fluides extérieurs à l'organique sont 1° les fluides des corps extérieurs qui agissent par les sens externes; 2° les fluides chimiques des corps entraînés dans la circulation et des liquides sécrétés; 3° les fluides nerveux de la sensibilité et du mouvement; 4° les fluides des lobes cérébraux.

Sans doute, que les réactions ou échanges des fluides se font aux points de polarisation avec dégagement de chaleur ou production de froid et *par intermittence*; comme les échanges chimiques et électriques, l'intermittence est prouvée par l'étincelle pour ces derniers. Ce que je viens *de dire expliquerait les intermittences que l'on observe dans les phénomènes nerveux*, *naturels et maladifs*.

L'organique est insoumis à la volonté, car c'est un appareil passif parcouru par des fluides; il a seulement la propriété de condenser les fluides qui vont de l'une de ses extrémités à l'autre, en réagissant dans les organes où ils sont appelés.

Les liquides des excrétions sont des agents qu'emploie

la nature, pour excréter aussi certaines doses en excès des fluides organiques ; pendant le travail cérébral et dans les accès nerveux, les fluides organiques viennent vers le cerveau ; aussi les ganglions ont ils été très-ménagés près de l'appareil nerveux, car la circulation devait y être modérée, cet appareil étant appelé à produire les relations. Toutes les fois que l'on fait fonctionner avec trop de vitesse ou trop fréquemment les parties de l'appareil nerveux, les fluides usent, brûlent la substance même de ces parties, et après l'abus vient le ramollissement, l'extravasation sanguine, l'impuissance, la paralysie.

Il existe dans la circulation deux points principaux de polarisation des fluides organiques, l'un au cœur, l'autre dans les capillaires, et les courants des fluides suivent les vaisseaux.

Des médicaments ont la propriété de polariser les fluides organiques, tantôt vers la tête, en haut de l'organique, tels sont l'opium, l'alcool, les narcotiques, etc.; *tantôt vers l'hypogastre en bas de l'organique*: tels sont le seigle ergoté, les cantharides, etc.; *d'autres médicaments produisent la polarisation dans les différents organes ; ce que nous venons de dire deviendra la base de l'emploi rationnel des médicaments*, et prouve que l'organique a des pôles principaux et des courants constants, les uns ascendants, les autres descendants. M. Flourens a fait une série d'expériences sur l'action de certaines substances sur certaines parties du cerveau ; elles ont été publiées dans son beau livre sur les fonctions du système nerveux. Ce travail est des plus importants pour confirmer notre opinion.

Voici pour l'appareil organique. Maintenant passons à l'appareil de relation, dans lequel Bichat place à tort la vie animale, *qui repose,* suivant nous, *sur les fluides organiques qui nous animent et qui constituent l'âme*, car le cerveau peut ne point fonctionner, et cependant l'âme existe encore et les organes fonctionnent.

A l'inverse de Bichat, nous plaçons la vie animale, *qui est pour nous l'existence*, dans l'appareil organique et dans les organes, et non dans l'appareil nerveux des relations ; ce sont les animaux inférieurs qui nous le démontrent par leur organisation même.

Ces animaux n'auraient donc pas de vie animale, ou d'existence et d'âme, puisqu'ils n'ont point d'appareil de relation. Bichat s'est évidemment trompé; *on ne peut nier les êtres animés.*

Les muscles produisent le phénomène multiple du mouvement, les uns, tels que le cœur, l'estomac, la matrice demeurent sous l'influence particulière des corps qu'ils contiennent, tandis que les autres, quoique soumis aux excitations des corps qui peuvent les toucher, reçoivent *leur jeu des impulsions cérébrales elles-mêmes par les nerfs, au moyen des fluides nerveux ;* les chanteurs peuvent bien faire apprécier ce que nous venons de dire ; il en est de même des orateurs : les muscles des organes de la voix se contractent suivant toutes les impulsions cérébrales qui se développent en eux.

Un muscle donné pour se contracter devient un point de polarisation des fluides nerveux et des fluides organiques.

Le point vital, trouvé par M. Flourens dans la moelle allongée, semble être le cœur du système nerveux, car on dirait que c'est en cet endroit que se produit le point principal de polarisation nerveuse.

La contractilité est organique, elle s'exerce en se modifiant dans les muscles, dans le tissu des vaisseaux sanguins, des absorbants, etc., dans les membranes et dans les nerfs, *et ne se montre que d'après des influences en dehors d'elle*. Il n'existe qu'une seule espèce de contractilité, l'organique, et l'on peut dire qu'elle est comme un dans le tissu nerveux et comme cent dans le tissu musculaire; les autres organes offrant les degrés intermédiaires.

La sensibilité est organique, elle suit la marche inverse de la contractilité; elle est d'autant plus active que le tissu qui en est le siége est plus nerveux, confuse dans les organes, plus évidente aux surfaces des membranes et des conduits, plus forte à l'ouverture des muqueuses et à la peau, plus remarquable encore dans le tissu des nerfs et du cerveau. La sensibilité est d'une seule espèce, elle est organique; celle qui se produit dans les organes contribue aux relations du cerveau avec l'intérieur, tandis que celle que l'on observe à la périphérie sert aux relations externes. *Il y a des pôles de mouvement et des pôles de sensibilité.*

Pour moi je n'admets point, comme Bichat, deux sortes

de contractilité et deux sortes de sensibilité, l'une organique et l'autre animale, c'est évidemment faux.

L'appareil nerveux offre des points de polarisation à la pituitaire, dans l'impression des corps odorants, au tympan dans celle des sons, à la membrane palatine dans celle des corps savoureux, aux doigts dans le toucher, etc. Les rides paraissent dans les endroits de la peau qui correspondent aux points de polarisation des muscles souscutanés ; et ces points de polarisation correspondent à ceux qui existent dans le cerveau et qui sont le point de départ des impulsions de relation. Nous savons déjà que les impulsions sont le résultat des phénomènes qui se passent aux centres de polarisation cérébraux.

Maintenant si nous plaçons sur la peau un corps chimique, un caustique, la partie devient un centre de polarisation où il se forme des réactions, des échanges entre les fluides organiques de la peau, avec dégagement de fluide nerveux, d'où la douleur et l'écoulement des liquides des vaisseaux contractés. *Ubi stimulus ibi fluxus.*

Les liquides de l'intérieur de nos organes agissent par leurs fluides sur les points de polarisation du cerveau, par l'intermédiaire des points de polarisation des sens internes.

Les corps extérieurs réagissent à distance ou au contact, sur les points de polarisation du cerveau, par l'intermédiaire des sens extérieurs.

Comme les corps extérieurs agissent sur nous par les qualités physiques, c'est-à-dire par la somme de lumière, de chaleur, d'électricité qu'ils polarisent, par conséquent par leurs fluides, il est possible de se garer de leur influence en les éloignant.

Quant aux choses idéales ou abstraites, elles agissent sur le cerveau de la même manière que les concrètes; les pôles perceptifs et réflectifs qui les représentent, envoient aux autres pôles des relations des fluides aussi actifs que ceux des corps solides, et tout se passe alors comme si elles avaient un corps et des qualités.

On serait tenté de croire que les fluides polarisés dans les corps se répandent et viennent influencer le cerveau en raison inverse de la distance, et qu'ils se divisent d'après les puissances du nombre sept, par séries de rayons qui constituent des heptaves; si cela n'a pas lieu ils se répandraient d'après une loi de progression, car leur lumière est répartie ainsi : rouge, orangé, jaune, vert, bleu, indigo, violet; il en est de même de leur chaleur, et pour le prouver nous chauffons une barre de fer ou de cuivre polie, alors elle se colore, à commencer du point de contact du corps chaud, suivant le degré de chaleur, des différentes nuances, depuis le rouge jusqu'au violet.

Il en est de même sans doute de leur électricité latente; ainsi les corps ont un pôle chaud et un pôle froid, un pôle de lumière blanche et un pôle de lumière colorée, un pôle de fluide chimique positif et un pôle de fluide chimique négatif, etc.

Je signale également la concordance qui existe entre les émanations des fluides des corps, leurs réactions aux points de polarisation des sens, et celles qui s'exercent aux points de polarisation des relations dans le cerveau.

Il est évident que les phénomènes harmoniques des relations sont soumis à des lois mathématiques, car il est impossible qu'ils se passent confusément; ses lois sont celles *de polarisation et d'échange*.

Il était utile que j'expliquasse ici la théorie des réactions, qui est fondée sur les phénomènes de polarisation et d'échange, car on n'aurait pu comprendre les échanges d'impulsions qui sont la même chose appliquée seulement par nous aux réactions qui s'opèrent dans le cerveau entre les fluides.

Les influences qui agissent sur le cerveau et qui nous plaisent ou déplaisent, viennent ou de l'intérieur de nos organes ou de l'extérieur des êtres qui nous environnent.

Celles de l'intérieur, trop fortes ou anormales, demandent un traitement médical qui les fasse diminuer ou cesser, et ce traitement a pour but une dérivation, un échange; on porte le pôle d'action sur un organe peu important qui alors devient actif, car on y a créé à l'aide d'un médicament un centre de polarisation.

On peut aussi faire cesser les influences qui nous viennent des corps ou des êtres extérieurs; il suffit pour cela de les éloigner ou de nous soustraire à leur présence.

Les êtres qui nous environnent agissent sur le cerveau depuis l'enfance, par l'influence des émanations de leurs fluides, et font naître des points de polarisation qui s'établissement successivement dans ses parties, parfaitement organisées pour ces phénomènes; cela constitue l'éducation du cerveau. Nous nommons points de polarisation ou pôles, ce que l'école phrénologique appelle *organe, masse* dans les lobes cérébraux, mots qui indiquent l'enfance de cette science (comme si la matière solide peut se mouvoir à toute vitesse, dans les actions cérébrales des relations que les phrénologistes font dépandre de la masse de cette matière) reste à savoir si une polarisation des fluides nerveux, représentée dans le langage par tel mot de convention, par le mot destructivité, par exemple, se fait bien dans l'endroit du cerveau cité par les phrénologistes comme correspondant *à la saillie du crâne qui représente ce penchant*, cela est très-important à vérifier par les expériences pour la localisation cérébrale, qui est la vraie localisation phrénologique, et on arrivera à savoir cela; car pour les bosses, les saillies du crâne, étudiées par les phrénologistes, elles sont bien représentées par les mots qu'ils emploient. C'est un fait d'observation, mais qu'ils sachent qu'elles constituent les caractères principaux de la physionomie naturelle ou de race, et qu'il n'y a que simple coïncidence organique entre la forme du crâne et celle du cerveau, ainsi que simple coïncidence organique entre le jeu des lobes du cerveau et la forme du crâne; le cerveau n'est point formateur, il est directeur, et directeur passif, car ce sont les fluides nerveux qui sont les directeurs actifs.

Les phrénologistes ont donc fait une partie de la localisation de la physionomie naturelle, en étudiant les saillies ou bosses du crâne, et ont peu fait pour la localisation cérébrale, tout en faisant dépendre mal à propos l'action du cerveau de la masse de la substance cérébrale ; aussi admirons-nous la critique savante de M. Flourens, dans son livre intitulé *Examen de la Phrénologie*. Les phrénologistes ont donc été morphologistes sans le savoir et phrénologistes en même temps; maintenant qu'ils ont suffisamment étudié les saillies du crâne, qu'ils se montrent vraiment phrénologistes, c'est-à-dire qu'ils étudient la physiologie du cerveau, sans cela ils seront dépassés dans leurs études par ceux qui n'acceptent, à tort certainement, que le nom de physiologistes ; car, je l'ai dit, la phrénologie est la physiologie du cerveau, et non pas l'étude de la forme et des saillies du crâne, étude qui appartient à la morphologie.

Nous acceptons les mots conventionnels de la nomenclature des phrénologistes, appropriés par eux à tous les phénomènes cérébraux, phénomènes qu'ils ont admirablement observés, étudiés et nommés.

Ces mots, pour nous, représentent les polarisations cérébrales qui se *traduisent* à l'extérieur de l'animal, au moyen des courants nerveux, *par le jeu physionomique, les gestes et le langage chanté et parlé*, que nous appelons *moyens de relation*.

Nous emploierons ces mots du langage phrénologique pour désigner *les pôles des relations*, d'où émanent ces courants et ces phénomènes de relation.

Voici les noms des pôles cérébraux des fluides nerveux.

Pôles perceptifs, représentés par les mots :

1. Individualité, 2. configuration, 3. étendue, 4. tactilité, 5. coloris, 6. localité, 7. calcul, 8. ordre, 9. éventualité, 10. temps, 11. tons, 12. langage.

Pôles sentimentifs, représentés par les mots :

13. Estime de soi, 14. approbativité, 15. circonspection, 16. bienveillance, 17. vénération, 18. fermeté, 19. consciencíosité, 20. espérance, 21. merveillosité, 20. idéalité, 23. gaieté, 24. imitation.

Pôles instinctifs, représentés par les mots :

25. Amativité, 26. philogéniture, 27. habitativité, 28. affectionivité, 29. combativité, 30. destructivité, 31. sécrétivité, 32. acquisivité, 33. constructivité.

Pôles réflectifs, représentés par les mots :

34. Causalité, 35. comparaison.

Ces mots, purement conventionnels, représentent donc dans le langage les points de polarisation des fluides nerveux qui existent dans les lobes cérébraux, points de polarisation que nous admettons par induction et que nous devons démontrer par les actes de relation.

Tous les éléments utiles à la connaissance des phénomènes *de polarisation et d'échange* sont à peu près indiqués; cependant le chapitre suivant, *sur les impulsions de relation,* etc., fera encore mieux comprendre l'appareil nerveux.

Courants nerveux ou impulsions de relation partant des pôles des lobes cérébraux.

Nous avons dit dans le chapitre précédent, que l'embryon et le fœtus n'avaient d'abord qu'une existence organique, et *qu'à la naissance les fluides nerveux se polarisaient sous l'influence des fluides des corps extérieurs et sous celle des fluides intérieurs des organismes, dans plusieurs points du cerveau de l'enfant, dont l'appareil nerveux était déjà convenablement approprié par sa nature intime à ce phénomène de polarisation que produisent toujours les fluides impondérables. D'après cette propriété des fluides de se polariser, nous admettons les pôles. Tous les phénomènes des relations prouvent qu'il existe des courants.*

Les courants des fluides de l'appareil nerveux sont d'une grande activité, car ces fluides se meuvent d'après les mêmes lois que les fluides électriques.

Nous réservons *le mot impulsions aux seuls courants qui existent entre les pôles des lobes cérébraux*, tandis que pour les autres parties de l'appareil nerveux, nous disons *courants nerveux*, comme nous disons pour l'appareil organique *courants organiques*.

Tout courant nerveux naît d'un point de polarisation ou s l'influence d'un courant de fluide différent. Il en résulte que s'il nous vient de l'extérieur par les sens un courant de fluide, il met en mouvement suivant sa nature et sa force les fluides des pôles qui lui sont appropriés; puis le pôle représentatif de la comparaison accepte ou rejette les courants qui plaisent ou déplaisent, c'est-à-dire qui peuvent ou ne peuvent servir aux organismes.

Toute impulsion ou courant nerveux des lobes cérébraux naît d'un centre de polarisation ; elle ne pourrait venir d'ailleurs.

Tout fluide polarisé entre en échange avec les fluides des pôles des corps extérieurs ou avec les fluides des pôles des organes.

Les facultés intellectuelles résident dans les lobes cérébraux, comme le prouvent les sections de ces lobes cérébraux, faites avec tant de résultats sur des animaux vivants par M. Flourens.

Donc, les pôles qui possèdent les facultés intellectuelles ou qui sont représentés dans notre langage par ces mots, ainsi que les courants nerveux qui en émanent et que nous appelons impulsions, résident dans les lobes cérébraux.

Les impulsions donnent naissance, en dehors des lobes cérébraux dans la moelle allongée à des courants nerveux qui concourent avec les courants des fluides organiques à produire visiblement dans les organes quelques-uns des phénomènes organiques, phénomènes qui diffèrent suivant la nature du tissu de l'organe où ils se passent.

De même que des courants nerveux produits par les échanges aux pôles des sens externes et internes, donnent naissance en dehors de la moelle allongée, dans les lobes cérébraux, à des courants de fluide nerveux que nous nommons impulsions de relation ou cérébrales.

Les phénomènes organiques sont, savoir : les phénomènes 1° de respiration ; 2° de circulation ; 3° d'assimilation ; 4° d'excrétion ; 5° de sécrétion ; 6° d'absorption ; 7° de sensibilité ; 8° de contractilité ; 9° de polarisation.

Les impulsions de relation qui placent l'homme par le nombre élevé qu'il en possède au premier rang dans la série des animaux, se résument dans les quatre groupes suivants :

Impulsions : *perceptives*, *sentimentives*, *instinctives* et *réflectives*.

Les mots ont la valeur représentative que l'habitude et la convention leur ont attribuée.

Ce sont des mots de notre langage parlé qui nous *indiquent* les courants des fluides nerveux des lobes cérébraux auxquels nous avons donné le nom d'impulsion, et ces mots de pure convention *les représentent*.

Ces impulsions dont nous allons donner la nomenclature sont aussi bien représentées *par le jeu physionomique*, *par les gestes que par le langage*.

Mais comme ici nous avons besoin du langage ou des signes écrits qui le représentent pour faire notre exposition, voici cette nomenclature :

Impulsions perceptives, représentées par les mots :

1° individualité ; 2° configuration ; 3° étendue ; 4° tactilité ; 5° coloris ; 6° localité ; 7° calcul ; 8° ordre ; 9° éventualité ; 10° temps ; 11° tons ; 12° langage.

Impulsions sentimentives, représentées par les mots : 13° estime de soi ; 14° approbativité ; 15° circonspection ; 16° bienveillance ; 17° vénération ; 18° fermeté, 19° consciencíosité ; 20° espérance ; 21° merveillosité ; 22° idéalité ; 23° gaieté ; 24° imitation.

Impulsions instinctives, représentées par les mots : 25° amativité ; 26° philogéniture ; 27° habitativité ; 28° affectionivité ; 29° combativité ; 30° destructivité. 31° sécrétivité ; 32° acquisivité ; 33° constructivité.

Impulsions réflectives, représentées par les mots : 34° causalité ; 35° comparaison.

Les pôles cérébraux et les impulsions cérébrales, quoique établis de la manière la plus grandiose par la nature, sont quelquefois les très-humbles esclaves des fonctions organiques. Que devient la fermeté chez l'homme qui manque d'aliments ? que devient-elle chez la femme en mal d'enfant ? que devient-elle encore chez celui dont la respiration est gênée par un corps étranger dans la trachée-artère.

Les impulsions cérébrales sont disposées de manière à protéger les fonctions organiques.

Le cerveau est donc un administrateur vigilant chargé d'accepter ou de refuser ce dont les organes n'ont pas besoin et d'exécuter toutes les relations.

Il est très-rare que les pôles cérébraux soient tous actifs chez la plupart des sujets, il en est quelques-uns qui dominent, et comme ce ne sont pas les mêmes chez chaque sujet, *les différents groupes constituent les différents caractères des individus.*

Lorsqu'on possède tous les pôles actifs, on est bien organisé ; si on en a de faibles, par l'exercice on peut les perfectionner, et cela en raison inverse de l'âge.

Les *impulsions*, qui sont des courants nerveux engendrés à ces pôles, se *produisent dans les relations par des phénomènes de mouvement, sous peine d'être inutiles.* A quoi serviraient les phénomènes qui se passent dans les lobes cérébraux, s'ils ne se traduisaient pas aux êtres extérieurs par leurs seuls signes représentatifs naturels, qui sont *le jeu physionomique, le langage et les gestes.*

A la face, les muscles sont les agents des impulsions de relation, leurs mouvements laissent des *traces sur la peau, que nous appelons fronces et rides, qui sont les signes représentatifs des actes des relations dont nous parlerons dans le chapitre suivant.*

De l'action des courants nerveux sur les muscles il résulte donc une contraction à un point de polarisation et le plissement transversal de la peau qui les recouvre dans l'endroit correspondant.

L'on conçoit que si les courants changent, les contractions des muscles changent, en sorte que les fronces, qui étaient formées par les premières contractions, s'effacent, les muscles antagonistes entraînant la peau en sens inverse.

La formation des rides repose donc sur les impulsions cérébrales.

La face est un appareil de relation destiné à indiquer, par ses mouvements et ses rides, les impulsions que nous employons dans nos relations, et par conséquent destiné à montrer notre caractère social ; *elle est le miroir de nos actes de relation*, et non pas le miroir de l'âme.

Nous ne pouvons donc avoir de relations sans qu'il se produise des mouvements sur la face par les muscles qui y correspondent ; lorsqu'on paraît avoir une figure peu mobile, sans fronces et sans rides, cela dépend du degré d'activité des impulsions de sécrétivité, de fermeté, d'estime de soi, de circonspection, qui se montrent alors par des plis toujours peu apparents.

Mais il est bien évident que les rides disent oui ou non, plaisir ou peine, affection ou haine, douceur ou méchanceté, gaieté ou maussaderie, etc., et qu'elles ne sont qu'un langage muet dont les causes résident au cerveau, dans nos impulsions de relation ; on peut constater ce principe à chaque instant sur soi-même, puisque tout le monde peut froncer, et que les fronces sont les rudiments des rides.

Tous les animaux ne sont pas impulsifs, et tandis que les inférieurs ne présentent que des mouvements instinctifs, les autres animaux, à mesure que leur organisation se perfectionne, offrent et des phénomènes organiques et des impulsions de relation plus développées, plus nombreuses et plus en rapport avec le rôle qu'ils doivent jouer sur la scène de la nature ; mais l'homme centralise en lui toutes les impulsions que l'on peut constater chez les animaux.

Le tempérament est constitué par les systèmes organiques dominants, le caractère est le résultat, au contraire, des impulsions de relation dominantes.

Ainsi, un sujet pris au hasard peut offrir un caractère produit par des impulsions cérébrales d'une activité indiquée par les chiffres suivants :

Impulsions perceptives : Individualité, 4; configuration, 20; étendue, 10; tactilité, 15; coloris, 15; localité, 15; calcul, 5; ordre, 25; éventualité, 15; temps, 5; tons, 15; langage, 20.

Impulsions sentimentives : Estime de soi, 15; approbativité, 15; circonspection, 15; bienveillance, 20; vénération, 20; fermeté, 25; conscienciosité, 20; espérance, 25; merveillosité, 5; idéalité, 10; gaieté, 25; imitation, 25.

Impulsions instinctives : Amativité, 10; philogéniture, 25; habitativité, 5; affectionivité, 20; combativité, 15; destructivité, 5; sécrétivité, 15; acquisivité, 5; constructivité, 25.

Impulsions réflectives : Causalité, 20; comparaison, 20;

Cet exemple que nous venons de donner fait comprendre la variété des caractères, et comme à l'aide des vingt-cinq lettres de l'alphabet, on peut produire une immense quantité de mots, avec les trente-cinq impulsions cérébrales que l'on a découvertes, et dont l'activité varie, on doit croire à un grand nombre de caractères différents chez l'homme. Il est des sujets qui ont une seule impulsion dominante, par exemple, l'amour, ou l'antipathie, ou l'égoïsme, etc ; d'autres sujets ont deux impulsions dominantes, d'autres trois, d'autres quatre, etc. Celui qui possède le plus grand nombre d'impulsions dominantes est le mieux constitué.

Quant aux passions, ce sont des impulsions cérébrales.

Des physiologistes célèbres, Bichat entre autres, les ont placées dans les organes de la poitrine et du ventre. Ils ont cru que le cœur, le foie et les autres viscères étaient les différents *domaines des passions*. Je ne suis pas de cet avis *car elles ne sont que des impulsions de relation.*

Lorsque les impulsions cérébrales sont en activité, elles réagissent sur les organes de la poitrine et du ventre; ainsi le rire gai et le rire sardonique, agitent également le muscle diaphragme; la joie et la peine, agissent sur le foie, le cardia, la rate et le pylore; le chagrin fait sécréter les larmes par la glande lacrymale mais le même phénomène arrive dans la joie, l'amour et quelquefois dans l'admiration ; l'amour fait battre le cœur, mais la colère en fait autant ; l'envie fait maigrir, ainsi que la jalousie. En retournant la question on voit les phénomènes organiques, devenir excitants des impulsions cérébrales ; est-ce une raison pour croire que le diaphragme est l'organe générateur de la gaieté? que le foie, le cardia, la rate et le pylore sont les organes générateurs de la mélancolie? que la glande lacrymale est l'organe générateur du chagrin? que le cœur est l'organe générateur de l'amour et de la colère? etc., etc. Tous les phénomènes que les organes autres que le cerveau peuvent montrer sont organiques et non de relation.

Nous ne concevons pas que Bichat, qui a étudié les passions avec tant de soin, ait pu faire une inversion tout en disant des choses qui pouvaient lui indiquer qu'il prenait la cause pour l'effet.

« Si de l'homme en santé (dit-il) nous portons nos regards sur l'homme malade, nous verrons les lésions du foie, de l'estomac, de la rate, des intestins, du cœur, etc., déterminer dans nos affections une foule de variétés, d'altérations, qui cessent d'avoir lieu dès l'instant où la cause qui les entretenait cesse elle-même d'exister.

» Ils connaissaient mieux que nos modernes mécaniciens les lois de l'économie, les anciens qui croyaient que les sombres affections s'évacuaient par les purgatifs avec les mauvaises humeurs; en débarrassant les premières voies ils faisaient disparaître la cause de ces affections : voyez en effet quelle sombre teinte répand sur nous l'embarras des organes gastriques. » (Bichat, *de la Vie et de la Mort*, page 61.)

Nous commençons par dire que le mot passion peut être conservé par l'école physiologique, en le considérant comme nous allons l'expliquer, savoir, une passion est la persistance et l'exagération réunies d'une impulsion cérébrale.

Les impulsions de relation ou cérébrales recevant leurs

excitations des fluides des organes, par les pôles intérieurs, au moyen des fluides nerveux, et des fluides des êtres extérieurs par les pôles des sens externes, il en résulte que les passions ou impulsions persistantes et exagérées sont aussi bien développées par des causes externes que par des causes internes.

Ce que nous venons de dire est le point de départ de l'étude physiologique des différentes folies, car la passion en est suivant nous le premier terme; et les différentes espèces de folies, comme les différentes espèces de passions, se developpent par des causes externes et par des causes internes; nous ne pouvons traiter cette question plus longuement. L'habitude diffère de la passion en ce que c'est seulement la persistance d'une impulsion de relation non exagérée.

Mais Bichat a confondu les impulsions cérébrales qu'il ne connaissait pas, avec les phénomènes organiques; ainsi, par exemple: les embarras du foie, qui résultent du chagrin, de la goutte, d'un courant d'air froid ou d'un coup, agissant de la même manière sur notre cerveau, produisent les mêmes impulsions et par suite les mêmes fronces au visage; toutes les fois que les phénomènes organiques, sont troublés, qu'ils soient suspendus, activés ou diminués, la fatigue des organes change nos impulsions cérébrales naturelles pour d'autres qui agissent différemment sur la face.

Le système des passions dans l'abdomen, que devient-il, lorsque retranchant la tête de l'animal supérieur vous le considérez à l'état de polype ? vous ne trouvez plus que des phénomènes organiques d'absorption, de circulation, d'excrétion, de sensibilité, de contractilité.

« Tout tend (dit encore Bichat, page 62), à prouver que la vie organique est le terme où aboutissent et le centre d'où partent les passions; on demandera sans doute ici comment les végétaux qui vivent organiquement, ne nous en présentent aucun vestige. »

Certainement le végétal ne nous montre pas de passions, c'est-à-dire d'impulsions supérieures, il ne peut offrir que des phénomènes organiques.

La reproduction, l'acte le plus évident de l'existence du végétal, pourrait nous en fournir des exemples, et, bien que l'on colore cet acte de toute la poésie possible, on ne pourra faire que l'étamine ne s'ouvre par plénitude, et que ce ne soit pas le vent et les insectes qui fécondent les ovules, sans en avoir conscience, en portant le pollen sur les pistils, le premier par sa force et l'intermède de l'air; les seconds à l'aide de leurs pattes, tout en cherchant à se nourrir du liquide sucré contenu dans l'intérieur des fleurs.

A-t-on pu découvrir chez les végétaux, la jalousie ?

Il s'agit aussi de constater si les maladies des arbres, si les obstructions que l'on fait naître, en les comprimant au moyen de liens de fer, font développer chez eux la colère, la haine ou la tristesse.

Il faut aussi rechercher la haine dans les animaux sans cerveau.

On ne trouve, dans les organes autres que le cerveau, que des phénomènes organiques.

Ainsi, il est sûr que les fluides organiques qui produisent les phénomènes organiques dans les tissus appropriés à cela, et les fluides des corps extérieurs, sont des modifiants des impulsions cérébrales, qui ne sont elles-mêmes que des courants de fluides nerveux, partant des pôles cérébraux.

Lorsque les phénomènes organiques troublés, augmentés ou diminués, changent la physionomie, il faut que l'action passe d'abord par le cerveau, par la raison que les fluides organiques ne peuvent avoir aucun représentant physionomique de relation ; on serait tenté de croire qu'ils agissent directement sur la face en y faisant naître des fronces de gaieté ou de peine, mais c'est une erreur, car la gaieté et la peine sont des impulsions cérébrales.

Tout jeu physionomique est donc subordonné au cerveau. Ne sait-on pas qu'il est des hommes fermes et courageux auxquels on ferait subir toutes les tortures physiques sans obtenir d'eux d'autre expression physionomique que celle du mépris ?

Tout cela fait voir que si le tempérament, qui est constitué par les systèmes organiques, modifie quelquefois le caractère, le caractère, qui est constitué par les impulsions cérébrales, peut aussi modifier le tempérament.

Car ici la sensibilité, phénomène organique, est annulée par la fermeté, impulsion de relation.

Le développement et le nombre des rides est toujours en rapport direct avec l'activité et le nombre des impulsions cérébrales.

Ces impulsions agissent sur les muscles de la face ; elles produisent d'abord des fronces, mais bientôt, si les mouvements musculaires continuent, on voit paraître des raies ; ces raies deviennent plus profondes, et enfin, les contractions des muscles continuant, de véritables plis fixes se forment entre les raies ; ce sont les rides qui sont arrivées. Il est donc utile de modérer toutes ces impulsions, sans cela cette face si unie se dénature et se couvre de *plis de relation*.

Les moyens de relation.

L'homme, en société, devait nécessairement avoir des moyens à l'aide desquels il pût communiquer ses perceptions, ses sentiments, ses penchants et ses réflexions à ses semblables, sous peine de demeurer isolé et passif. *Ce sont même ces moyens de relation qu'il possède qui prouvent physiologiquement qu'il est constitué pour vivre en société.*

N'est-ce pas le fait des corps bruts, des végétaux et des animaux inférieurs d'être sans jeu physionomique, sans langage et sans geste? Mais à mesure que les êtres s'élèvent dans l'échelle animale, et qu'ils sont appelés à jouer un rôle plus important et plus actif sur la scène de la terre, les appareils de relation se développent et se montrent plus parfaits. Ainsi, chez les animaux les plus inférieurs, l'on aperçoit des mouvements organiques et des mouvements instinctifs qu'il ne faut pas confondre avec les gestes perceptifs, sentimentifs et réflectifs qui appartiennent aux animaux supérieurs. Chez ceux-ci, on remarque un jeu physionomique et un langage crié ou sifflé. Viennent enfin les hommes, chez lesquels on observe des gestes supérieurs, un jeu physionomique et un langage parlé ou chanté. Chez les hommes, dis-je, ces trois principaux moyens de relation sont portés à un point de perfection si extrême, qu'ils peuvent faire naître, chez des spectateurs, lorsqu'ils les développent avec soin, les émotions les plus pénibles comme les plaisirs les plus doux dans les différentes représentations théâtrales.

Pendant la vie intra-utérine, l'homme, à l'état de fœtus, a quelques mouvements musculaires; il est alors à l'état des animaux inférieurs dont les mouvements ne sont pas réfléchis, le fœtus demeurant dans un milieu d'une égale température, et n'étant point stimulé par des influences différentes, internes et externes, par l'intermédiaire de ses sens; à son extérieur, ce sont les eaux de l'amnios, et à son intérieur, c'est le sang. Ces deux rapports nous font considérer la vie intra-utérine du fœtus comme identique à celle du foie ou de la rate; c'est une existence organique. Ainsi, le fœtus ne peut faire que des mouvements rares et irréfléchis ; cet état continue quelque temps après la naissance, mais bientôt on aperçoit, suivant nous, deux sortes de mouvements chez l'enfant : A *des mouvements organiques,* B *des mouvements de relation.*

A. — *Les mouvements organiques* se passent sans l'intervention de la partie volontaire de l'appareil nerveux, et s'observent à la membrane iris, au cœur, à l'estomac, aux intestins, à la matrice.

B. — *Les mouvements de relation* sont ceux qui dévoilent le degré d'intelligence des animaux supérieurs, de l'homme surtout, et qui leur donnent les moyens de se communiquer, d'après un rhythme arrêté, tous les phénomènes qui se passent dans leurs organismes, dans leurs lobes cérébraux et dans la nature.

Les mouvements de relation sont de trois espèces :

Les mouvements physionomiques ou indicatifs ;

Les mouvements gesticulés ou qualificatifs ;

Les mouvements vocaux ou révélateurs.

1° *Les mouvements physionomiques* sont perceptifs, sentimentifs, instinctifs et réflectifs ; les rides qu'ils forment et qui les représentent doivent recevoir par conséquent cette même division.

A. — *Exemple de rides perceptives.* Savoir : Les rides auriculaires antérieures et auriculaires postérieures ;

B. — *Exemple de rides sentimentives.* Savoir : les rides labiale, externe et sympathiques ;

C. — *Exemple de rides instinctives.* Savoir : les rides habénales et sourcilières ;

D. — *Exemple de rides réflectives.* Savoir : les rides verticales et horizontales.

Les muscles faciaux qui produisent ces rides sont donc perceptifs, sentimentifs, instinctifs et réflectifs.

2° *Les mouvements qualificatifs, gesticulés* ou *les gestes*, sont des sortes d'adjectifs des mouvements physionomiques.

Ainsi, les phénomènes qui se passent dans les lobes cérébraux sont indiqués par le jeu physionomique, qualifiés par les gestes, et *révélés* par la parole, comme nous le verrons plus loin.

Les bras, les jambes, les doigs, la tête, les yeux, les oreilles, la langue, sont des parties qui servent à faire les gestes.

Les gestes se divisent en *perceptifs*, *sentimentifs*, *instinctifs* et *réflectifs.*

A. — *Les gestes perceptifs* aident la perception ; tels sont ceux de tactilité, de mise en ordre, d'audition, etc.

B. — *Les gestes sentimentifs* constituent les attitudes ; l'attitude de l'orgueil, l'attitude de la circonspection, de la vénération, de l'espérance, de la bienveillance, etc.; dans les arts, l'attitude artificielle se nomme pose.

C. — *Les gestes instinctifs* forment les mouvements de rapports qui s'exécutent sans l'intervention des impulsions réflectives; tels sont les gestes amoureux, caressants, affectueux, offensifs et défensifs, cruels, discrets, rapaces, constructeurs.

Les gestes réflectifs sont négatifs, approbatifs et interrogatifs.

Quant à la description des gestes, ce n'est point ici le lieu de la faire; seulement il faudra les étudier dans les parties que j'ai indiquées plus haut.

3° *Les mouvements vocaux* nous révèlent, à l'aide de leur combinaison *avec l'émission de l'air renfermé dans la poitrine*, ce qui produit des sons, toutes les impulsions que nous éprouvons.

Les sons se divisent en *sons voyels* et en *sons consonnes*.

Les sons voyels se combinent entre eux pour former des *sons voyels composés*. Ainsi, les sons voyels simples sont représentés sur le papier par les signes **A**, **E**, **I**, **O**, **U**, tandis que les sons voyels composés qui participent de sons simples sont représentés par les signes **AI**, **EI**, **Y**, **OI**, **UI**, **AU**, **EU**, **OU**, **Œ**, **ŒU**.

Les sons voyels sont *laryngo-laryngien*, ex.: **A**; *laryngo-pharyngien*, ex.: **E**; *laryngo-palatin*, ex.: **I**; *laryngo-lingual*, ex.: **O**; *laryngo-labial*, ex.: **U**.

Les cinq sons voyels simples sont chacun émis en gamme.

Nous avons expérimenté sur nous-même, et nous avons constaté que les sons voyels simples et les sons voyels composés étaient émis chacun suivant huit tons.

Lorsque nous sortions de ces huit tons, nous ne prononcions plus les tons du discours, mais les tons du chant, soit en haut, soit en bas.

Les sons consonnes sont simples ; ils ne peuvent se combiner ensemble. Les signes **M N L R K Q C H J G S X Z F P V B D** les représentent sur le papier ; il n'y a donc pas de sons consonnes composés.

Les sons consonnes s'unissent aux sons voyels pour former des sons syllabiques qui participent des deux sortes de sons. Sur les sons syllabiques repose la mesure que font naître les sons consonnes. C'est de l'assemblage des sons syllabiques que proviennent les paroles, qui, elles-mêmes, sont représentées sur le papier par les mots qui sont des assemblages de signes ; enfin, un assemblage de paroles constitue le discours, qui sert à révéler les impulsions de relation.

Quant aux sons consonnes, ils sont : laryngo-pharyngiens, savoir : **M**, **N** ; laryngo-palatins, savoir : **L**, **R**, **K**, **Q** ; laryngo-linguals, savoir : **C**, **H**, **J**, **G**, **S**, **X**, **Z** ; laryngo-labials, savoir : **F**, **P**, **V**, **B**, **D**.

Les sons consonnes dans le langage français forment des syllabes en réunion avec les sons voyels ; il en résulte qu'ils ont un son propre qui ne varie utilement en tons que réunis avec les sons voyels ; ainsi, une fois réunis aux sons voyels, ils constituent des sons syllabiques qui ont huit tons comme les sons voyels.

Les sons voyels et les sons consonnes sont représentés sur le papier par des signes appelés lettres.

En résumé, il y a 5 sons voyels primitifs qui varient chacun en 8 tons pour le langage parlé seulement, car ils varient plus que cela pour le langage chanté, ce qui fait 40 tons voyels simples.

Il y a 10 sons voyels composés qui varient aussi en 8 tons, ce qui donne 80 tons voyels composés.

Il y a 19 sons consonnes, qui par leur réunion avec les 5 sons voyels simples placés à leur droite, donnent pour chaque son consonne 5 sons syllabiques pouvant varier en 8 tons chacun dans le langage parlé, ce qui fait 40 tons pour chaque consonne, et pour les 19 consonnes, 760 tons syllabiques.

Maintenant, en réunissant les sons consonnes simples avec les 10 sons voyels composés, on aura des sons syllabiques composés qui, variant en 8 tons, donneront pour chaque consonne 80 tons, ce qui fait pour les 19 consonnes 1.520 tons.

Il serait utile de voir si dans les langages autres que le langage français on emploie d'autres combinaisons de sons.

5 sons voyels simples ayant 8 tons chacun, donnent 40 tons voyels simples.

10 sons voyels composés ayant 8 tons chacun, donnent 80 tons voyels composés.

19 sons consonnes ayant un ton chacun, donnent 19 tons consonnes.

19 fois 5 sons syllabiques simples ayant 8 tons chacun, donnent 760 tons syllabiques simples.

19 fois 10 sons syllabiques composés, ayant 8 tons chacun, donnent 1,520 tons syllabiques composés.

Les 5 sons voyels simples et les 10 sons voyels composés se placent aussi avant les 19 sons consonnes, et se produisent par 8 tons chacun, ce qui fait encore 760 tons pour les simples et 1,520 tons pour les composés.

Dans le langage français on peut donc se servir, d'après cet aperçu, de 4,699 tons différents; peut-être en existe-t-il d'autres que nous ne connaissons pas.

C'est l'arrangement des sons voyels entre eux et l'arrangement de ceux-ci avec les sons consonnes, qui forment les sons syllabiques; c'est la réunion des sons syllabiques qui produit les paroles, enfin les groupes de paroles constituent le discours. Le discours est donc le résultat d'une suite de sons et de tons appropriés par groupes à représenter les êtres de la nature et leurs relations, et à révéler l'existence de ces êtres aux hommes, qui seuls peuvent la comprendre; et *ce discours s'obtient par les mouvements vocaux ou révélateurs.*

Les paroles sont des réunions de sons syllabiques appliqués *à nommer les êtres, à qualifier leur nature, à les représenter sans les nommer, à indiquer l'état dans lequel ils se trouvent, à faire connaître leurs rapports et à révé-*

ler à l'homme les impulsions cérébrales, perceptives, sentimentives, instinctives et réflectives.

Les paroles sont donc *désignatives*, *nominatives*, *indicatives*, *qualificatives*, *conjonctives*, *pronominatives*, *dispositives*, *interjectives*.

Les paroles désignatives sont : 1° définies, ex. : le, la, les; 2° indéfinies, ex : un, une, de.

Les paroles nominatives sont : 1° *naturelles*, ex. : cheval, beauté, espérance; 2° artificielles; ex. : marteau, boîte, habit; 3° distinctives, ex. : César, Paris, France; 4° communes, ex. : fleuve, ville, femme; 5° collectives, ex. : peuple, forêt, armée; numératives-cardinales : un, une, deux, trois; et numératives-ordinales : premier, second, troisième, etc.

Les paroles indicatives sont : 1° passives, ex. : être, languir, vivre; 2° actives, ex. : avoir, vivifier; 3° passives-actives, ex. : être aimé, être vivifié, se plaindre; 4° passées, ex. : j'aimai, j'entendis, je parlai; 5° présentes, ex. : j'aime, j'entends, je parle; 6° futures, ex. : j'aimerai, j'entendrai, je parlerai; 7° impératives : aime, entends, parle; 8° participantes : aimé, aimant.

Les paroles qualificatives sont : 1° désignatives : ex. : bon, prudent, aimable; 2° affirmatives, ex. : sagement, vaillamment.

Les paroles conjonctives sont, ex. : et, que, si.

Les paroles pronominatives sont : 1° personnelles, ex. : je, me, moi, nous, tu, te, toi, vous, il, elle, lui, soi, leur, ils, eux, elles; 2° possessives-conjonctives, ex. : mon, ma, notre, mes, nos, ton, ta, tes, vos, votre, son, sa, leur, les, leurs ; 3° possessives-relatives, ex. : le mien, la mienne, le nôtre, la nôtre, le tien, la tienne, le vôtre, la vôtre, le sien, la sienne, le leur, la leur, les leurs, les tiennes, etc. ; 4° démonstratives, ex. : ce, cet, celui, celui-ci, celui-là, cette, celles, celles-ci, celle-là, ceci, cela, ceux, ceux-ci, ceux-là, celles, celles-ci, celles-là, ces ; 5° relatives, ex. : qui, que, quoi, dont, y, en, lequel, laquelle, la, lesquels, lesquelles ; 6° vagues, ex. : quelqu'un, personne, nul, on, chacun.

Les paroles dispositives, sont ex. : auprès, contre, devant, pour, à, sur, dans.

Les paroles interjectives sont : 1° approbatives, ex. : oui ! 2° négatives, ex. : non ! 3° interrogatives, ex. : ein ! 4° joyeuses, ex. : ah ! 5° pénibles, ex. : heu ! aye ! hélas ! Dieu ! 6° appelantes, ex. : st, st ! ep, ep ! 7° apostrophes, ex. : gueux ! scélérat ! brigand ! 8° interrogatives, ex. : qui, que, quoi, lequel, etc., etc.

Les sons voyels et les sons consonnes forment donc les sons syllabiques ; l'assemblage des syllabes, les paroles ; l'ensemble de plusieurs paroles, les phrases, et la réunion des phrases constitue le discours, qui s'applique ainsi à dépeindre par des tons représentatifs tout ce qui existe dans la nature, et tout ce que nous percevons. Chaque parole s'émet comme les syllabes sur huit tons. Ainsi voyez combien sont grandes les ressources du langage français ! On doit faire ces mêmes études chez les différents peuples. et c'est une bonne manière d'apprécier leur langage comme moyen de relation.

Ainsi, par les mouvements vocaux, nous pouvons révéler à nos semblables nos impulsions perceptives, sentimentives, instinctives et réflectives. On pourra également, d'après ces données, étudier *les moyens vocaux de relation* chez tous les animaux.

L'examen que nous venons de faire des mouvements physionomiques, des mouvements gesticulés et des sons produits par les mouvements vocaux nous donne la facilité de dire que chaque courant nerveux cérébral, c'est-à-dire que chaque impulsion perceptive, sentimentive, instinctive et réflective peut varier en activité. Il en résulte qu'il a fallu nécessairement que ces degrés d'activité fussent caractérisés par des paroles et des tons spéciaux, sans cela l'homme eût été pauvre de moyen de relation.

C'est aussi ce qui existe; chaque impulsion *a ses degrés d'activité*, *ses tons différents*, représentés dans le discours par des *paroles particulières*; ces paroles, nous les nommons *actes de relation*; premier exemple : l'estime de soi, *à différents degrés* dans le langage, savoir : *l'égoïsme*, *la fierté*, *la vanité*, *la pédanterie*, *la noblesse*, *la gloire*; second exemple : la circonspection, *à différents degrés*, savoir : *le mystère*, *la cachotterie*, *la dissimulation*, *la fausseté*, *le mensonge*.

Voici des mots représentatifs de quelques actes de nos relations qui représentent *les tons*, *les intensités*, *les activités*, *les degrés de force* des deux impulsions cérébrales correspondantes et formant une progression.

Dans le miroir de la physionomie de relation que nous

avons créé, nous avons classé les actes de relation en 26 séries; nous avons indiqué trois actes seulement par chaque série, ce qui fait 78 noms d'actes de relation bien connus; il en existe peut-être encore deux fois autant dont nous n'avons point parlé et qui se rapportent à ces 26 séries, et dans chaque série ces actes représentent autant de degrés d'activité, autant de tons de l'impulsion à laquelle la série se rapporte.

Les actes de relation sont perceptifs, sentimentifs, instinctifs et reflectifs;

EXEMPLES d'actes perceptifs : L'audition, l'étonnement.
— d'actes sentimentifs : La fierté, la bienveillance, l'espérance;
— d'actes instinctifs : L'amour, la cruauté, la cachotterie;
— d'actes réflectifs : La négation, l'approbation, la méditation.

Ainsi, il y a filiation et concordance des impulsions, du jeu des muscles et des plis correspondants de la peau de la face; des impulsions, du jeu des muscles vocaux et des sons, des tons, des syllabes, des paroles, des phrases, etc., correspondants; des impulsions, du mouvement des muscles des membres et de la tête, et des gestes correspondants.

Les impulsions sont la cause des derniers comme les derniers sont les indices et les effets des impulsions.

Les actes de relation sont simples ou composés; les simples représentent des impulsions simples, tandis que les composés représentent des impulsions simples combinées.

Exemples *d'actes simples de relation*, savoir : 1° *l'affection*, 2° *l'espérance*, 3° *la vivacité*, 4° *la négation*, etc.

Exemples *d'actes composés de relation formés d'actes simples* de relation, savoir : 1° *la patience*, ou la bonté de l'ennui; 2° *la plaisanterie*, ou la gaieté de la raillerie ; 3° *la bouderie*, ou méditation de l'ennui; 4° *la fâcherie*, ou la sévérité du mécontentement, etc.

Il faut également que nous disions ici que les actes de relation se forment réciproquement des oppositions, en voici des exemples ;

Savoir : 1° L'approbation et la négation, ou le oui et le non ;
2° La franchise et la dissimulation ;
3° La bonté et la dureté ;
4° La crainte et la hardiesse :
5° La gaieté et la peine ;
6° La béatitude et le mécontentement, etc.

Ces actes de relation opposés représentent des impulsions cérébrales partant de pôles opposés, ce qui est bon à indiquer.

Quant aux actes de relation en eux-mêmes, ils sont des mouvements musculaires représentant les impulsions cérébrales, et représentés, ou par les plis faciaux, ou par les sons vocaux, ou par les gestes.

Les sons vocaux qui nomment les actes de relation sont représentés, eux, sur le papier, par des mots, tels que : méditation, vivacité, bonté, bienveillance, hardiesse, etc., qui sont des assemblages de lettres ou signes représentatifs des sons vocaux simples et composés.

En terminant ce chapitre, nous ne pouvons nous abstenir de faire connaître notre opinion sur la direction donnée aux impulsions humaines :

1° *Chez les peuples errants, dans la période naturelle de l'humanité*, l'instruction fut, est, et sera toujours *instinctive*;

2° *Chez les peuples progressifs, dans la période de l'observation, de l'humanité*, l'instruction fut, est, et sera toujours *perceptive*;

3° *Chez les peuples civilisateurs, dans la période sentimentale de l'humanité*, l'instruction fut, est, et sera toujours *sentimentive*;

4° *Chez les peuples administrateurs, dans la période de l'organisation sociale, période administrative*, dernière période de l'humanité, l'instruction fut, est, et sera toujours *réflective*.

Dans cette période, l'instruction générale est composée d'instructions partielles, instinctives, sentimentives, perceptives et réflectives; alors les institutions sociales sont toujours de même nature.

Aux quatre périodes de l'humanité que nous venons de citer, on trouve des rudiments des quatre groupes d'instructions. Mais toujours dans chaque période, *le corps enseignant doit s'appliquer à développer* les impulsions utiles à la période *et à faire disparaître* les impulsions nuisibles à cette même période, et à favoriser celles qui peuvent être très-utiles dans une période plus avancée.

Voici des données qui demanderaient à être développées, mais ici ce n'est pas le lieu de le faire ; car un travail sur l'organisation de toutes les études, d'après les impulsions de l'homme, ne peut en aucune manière se marier à celui-ci, qui est d'anatomie et de physiologie seulement. Je tenais à faire soupçonner que les études actuelles dans nos colléges français sont en partie de la période sentimentale, c'est cette période qui produit le roman, etc., et toutes les divagations sentimentales, qui ont sans doute leur utilité pour adoucir les penchants et comme moyen de transition à la période administrative et définitive des sociétés humaines.

Quelques mots sur la localisation des plis faciaux représentatifs des actes de relation.

Il ne suffit pas d'observer les phénomènes qui se passent sous nos yeux pour en bien connaître les détails, il faut aussi démontrer chaque fait qui s'y rattache par une expérimentation heureuse.

« En tout genre (dit M. Flourens), l'observation précède l'expérience, et la raison en est simple ; c'est que l'observation est une expérience toute faite.

» Mais, *presqu'en* tout genre, l'observation est insuffisante ; elle est trop compliquée pour être comprise, trop bornée pour être féconde.

» L'expérience décompose l'observation, et en la décomposant, la débrouille ; elle joint les faits isolés par des faits intermédiaires, et en les joignant les complète, et en les complétant les explique ; en un mot, l'observation avait commencé, l'expérience achève. »(*Recherches expérimentales sur le Système nerveux*, page 248.)

Cette voie a été suivie à l'égard de la localisation des plis faciaux représentatifs des actes de relation ; car nous avons commencé par l'observation et terminé dans tous les cas par l'expérience.

Mais l'expérimentation, comme nous l'avons dit, ne comporte pas toujours les vivisections et les autres modes manuels d'expérimentation ; dans beaucoup de cas il suffit d'observer les phénomènes, ce qui est les reconnaître ou les découvrir ; de les comparer les uns et les autres et de procéder à l'exclusion de certains d'entre eux, qui ne correspondent point à la cause que l'on veut apprécier ; cela constitue une importante expérimentation, car l'expérience constate l'effet et la cause en plaçant ainsi le phénomène à côté de la cause qui le produit.

Nous avons inspecté un nombre considérable de faces d'enfants, de faces d'adultes et de faces de vieillards, chez l'homme et la femme ; nous avons comparé la face de beaucoup d'hommes et de femmes dans les divers âges, à l'état naturel dans la jeunesse, à l'état de relation dans la vieillesse.

Il nous a fallu exclure de notre travail les anomalies et toutes les maladies de la face.

La description des cavités, des reliefs de la peau, des muscles, de leur action, la description des rides, leur nomenclature, tout cela nous l'avons fait avec ordre afin de nous faire comprendre.

Nous avons exposé notre théorie physique des phénomènes cérébraux, reposant sur la propriété incontestable qu'ont les fluides impondérables, de se polariser, de se combiner ou de se repousser, pour établir d'une manière aussi nette que possible la production de ces phénomènes et la concordance de ces mêmes phénomènes cérébraux, des mouvements des muscles, des gestes, des sons vocaux et des rides faciales.

Nous avons prouvé par les imposantes vivisections des physiologistes, l'action des impulsions naturelles ou courants nerveux des lobes cérébraux sur la peau, par l'intermédiaire des nerfs et des muscles.

Nous avons encore prouvé que les impulsions cérébrales sont aussi bien représentées par les sons produits par les muscles vocaux que par les mouvements gesticulés ainsi que par le jeu physionomique.

Mais il y a deux moyens certains d'expérimentation, que nous avons aussi employés pour faire la découverte de chaque pli de relation, c'est *la grimace et le procédé de l'exclusion.*

Nous avons commencé à expérimenter sur nous-même. pour les impulsions qui dominent en nous, et après cette étude sur nous-même, qui fut pour notre travail un important moyen de réussite,

Nous fîmes grimacer un grand nombre de sujets, soit en flattant certaines impulsions. soit en contrariant certaines autres.

Nous examinions chaque pli en particulier, nous lui donnions un nom, nous classions ces plis par région, et nous n'avons jamais tardé à connaître leur signification en nous servant du procédé physiologique de l'exclusion ; cependant il est des rides qui nous ont fait travailler très-longtemps.

Quant au procédé de l'exclusion, voici comment il nous a rendu des services.

Nous indiquions une impulsion dont nous désirions constater le pli physionomique correspondant ; eh bien ! nous faisions grimacer un sujet et nous prononcions l'exclusion de tous les plis qui, suivant nous, ne pouvaient se rapporter à l'impulsion en cause : alors il nous restait nécessairement le pli de relation correspondant à cette impulsion ; nous arrivions donc à trouver l'effet de la cause et à établir la concordance.

En reproduisant cette même expérience sur une centaine de sujets pour chaque ride, nous avions un contrôle suffisant pour établir la vérité dans ces phénomènes.

En physiologie, il faut toujours qu'une expérience soit répétée, c'est-à-dire *contrôlée* par d'autres semblables.

Depuis deux ans nous avons observé une immense quantité de faces et de têtes, nous en avons examiné quelquefois plus de cinquante par jour, nous avons contrôlé et contrôlé de nouveau, souvent et très-souvent, et tous les jours encore nous contrôlons la localisation physionomique, que nous déclarons parfaitement exacte.

Ainsi l'observation est la découverte des phénomènes, ou simplement la reconnaissance des phénomènes déjà découverts.

L'observation est le résultat des facultés perceptives qui font voir les phénomènes.

L'expérimentation, elle, est la recherche des causes des phénomènes et la comparaison de ces phénomènes avec leur cause : elle est le résultat des impulsions réflectives qui jugent l'observation.

Un physiologiste froid, seulement observateur, peut rendre des services à la science en découvrant des phénomènes, mais si le physiologiste est sentimental, il fera du roman sur tout, embrouillera tout ; il sera une véritable plaie, un brouillon ; il sera sous l'influence de ses impulsions sentimentives.

Les qualités du physiologiste, qui doit d'abord voir tout

d'un œil tranquille, résident donc dans les impulsions perceptives et les impulsions réflectives.

Cette étude que nous venons de faire sur la *physionomie de relation*, nous a conduit à celle de la *physionomie naturelle*, qui constituera un travail spécial et une seconde partie, dont nous avons déjà la plupart des matériaux.

FIN.

TABLE DES CHAPITRES.

PARIS. — IMPRIMERIE CENTRALE DE NAPOLÉON CHAIX ET Cie.

www.ingramcontent.com/pod-product-compliance
Ingram Content Group UK Ltd.
Pitfield, Milton Keynes, MK11 3LW, UK
UKHW020321250726
13967UKWH00004B/1790